药茶养生保健集锦

Tu Jie Jiating Shiyong Yaocha Daquan

图解家庭实用药茶大全

谭小春，李　健◎主编

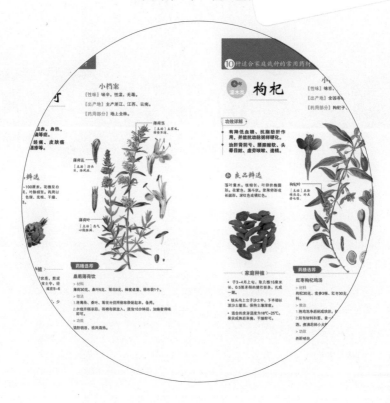

中医古籍出版社

图书在版编目（CIP）数据

图解家庭食用药茶大全 / 谭小春，李健主编. -- 北
京：中医古籍出版社，2013.7
ISBN 978-7-5152-0493-2

Ⅰ．①图… Ⅱ．①谭… ②李… Ⅲ．①药茶疗法－图
解 Ⅳ．①R247.1-64

中国版本图书馆 CIP 数据核字（2013）第 285628 号

图解 家庭食用药茶大全

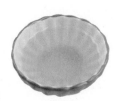

谭小春　李　健 主编

责任编辑 朱定华
封面设计 张　楠
出版发行 中医古籍出版社
社　　址 北京东直门内南小街 16 号（100700）
印　　刷 北京市通州富达印刷厂
开　　本 787mm × 1092mm　　1/16
印　　张 13
字　　数 210千字
版　　次 2014年1月第 1 版第 1 次印刷
书　　号 ISBN 978-7-5152-0493-2
定　　价 38.00元

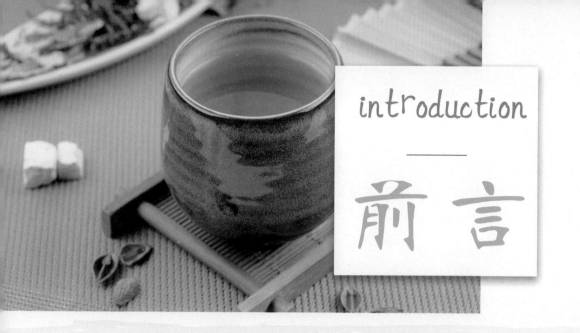

前言

以"茶"代药，科学养生

药茶是祖国传统医学宝库中一个重要组成部分，其历史悠久，历代医书中均有记载。公元 992 年，由宋代朝廷组织有关名家编著的大型方书《太平圣惠方》正式刊行，其书 97 卷中就有药茶诸方一节，收药茶方剂 8 首。公元 1078 年，由宋代太医局编成的《和济局方》中也有药茶的专篇介绍，其中的"川芎茶调散"一方可称得上是较早出现的成品药茶。宋政和年间撰成的大型方书《圣济总录》中载有大量的民间经验方，也有应用药茶的经验。公元 1307 年，元代邹铉增编的《寿老养亲新书》中载有防治老年病的药茶方 2 首，一是槐茶，二是苍耳茶。

而近代以来，药茶的保健养生作用更加受到人们的重视，各种降压茶、减肥茶及午时茶的出现，使药茶的种类和作用不断丰富和扩充。

综上所述，药茶由汉代至今至少已有 2000 年的历史，经过历代医药学家和养生家的完善，药茶已经成为老百姓养生保健的重要饮品。现代科学技术的发展使人们更加注重在养生防病的同时还要防止治疗手段和药物本身的毒副作用，而茶中的多种成分均有很好的保健治疗功能，药茶中的茶与药配合使用，有助于发挥和加强药物的天然疗效并有利于药物溶解、吸收。

本书分茶疗祛疾、茶养五脏、四季茶饮、美颜瘦身四大章。主要介绍了药茶的功效、做法用法等方面。并且特意设置了健康叮咛、图解药材这两个版块，详细讲解药茶的饮用宜忌，便于读者更有针对性地甄选适合自己的药茶。本书采用图解的形式分别介绍药茶中药材的别名、性味、功效、主治等，让读者对每种药茶有更直观、更清晰的理解，同时也将药茶用精美的图片呈现在读者面前。笔者在编著时更注意各内容之间的协调，以功效分章节，方便各位读者阅读。读书，饮茶，养生，从现在开始吧！

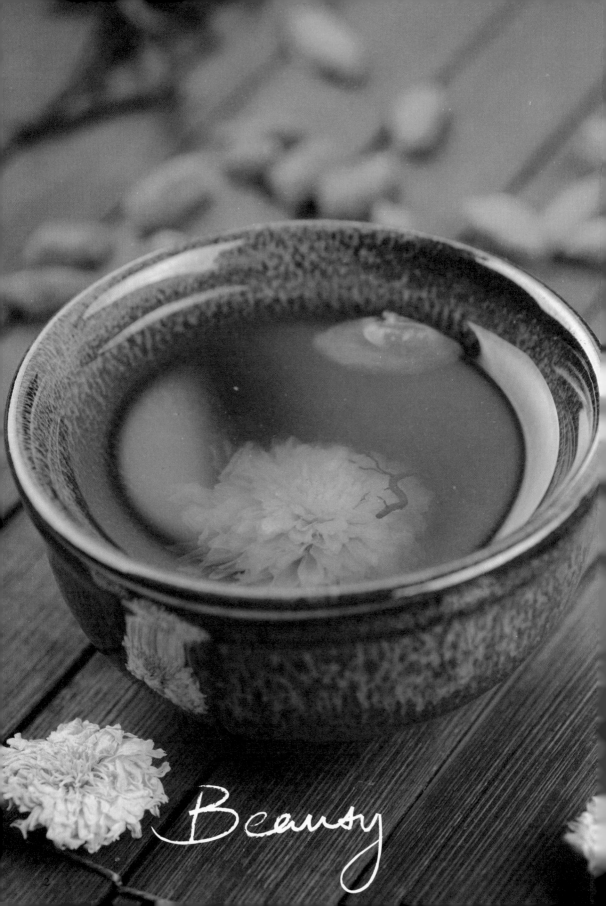

Beauty

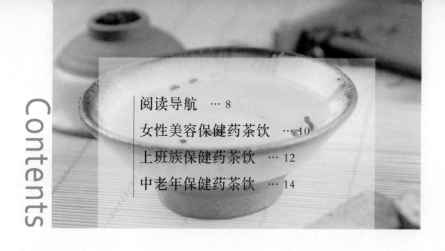

Contents

CHAPTER 1 茶疗祛疾，健康永驻

◆>>> **清热解毒**

◆>>> **解表祛暑**

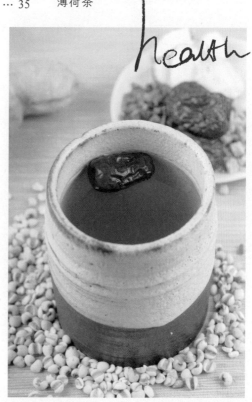

health

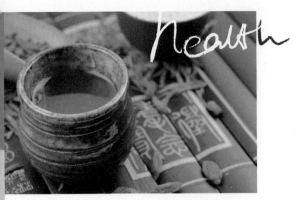

CHAPTER 2 茶养五脏，益寿延年

◆>>> 润肺止咳

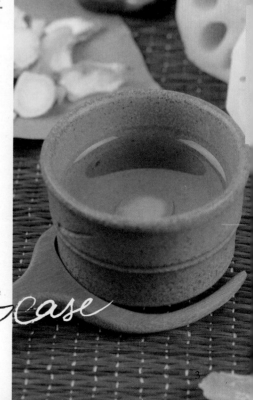

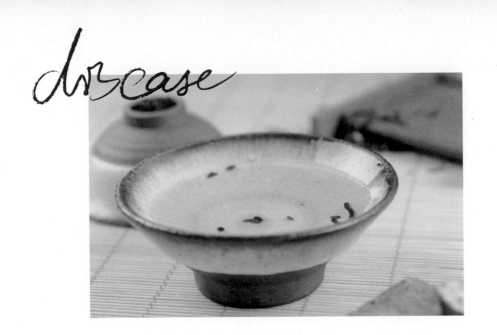

disease

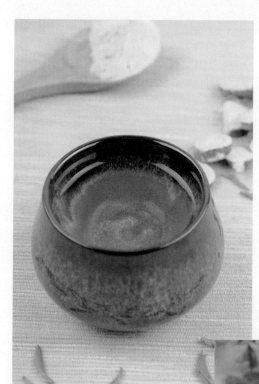

prevention

CHAPTER 3 四季茶饮，滋补养生

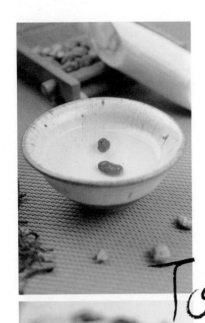

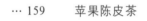

CHAPTER 4 美颜瘦身，茶魅无限

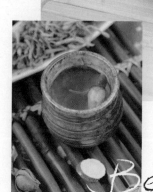

Beauty

饮用宜忌

详细介绍该药茶适宜
人群、禁忌及其主治病症。

药茶名称

该药茶的名称。本书
共计收录 200 多种新老药
茶方，内容丰富。

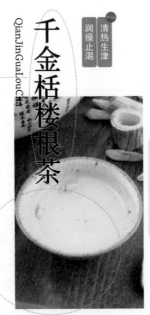

QianJinGuaLouCha

清热生津
润燥止渴

千金栝楼根茶

☕ 茶疗功效

本茶具有除烦祛燥、清热解毒的功效，对口渴
咽痛可起到辅助治疗作用。

🖐 健康叮咛

本茶性寒，因此女性月经期间及脾胃虚寒、大
便溏泄者不宜饮用。

主要材料	做法用法
天花粉···30克 麦门冬···30克 芦 根···30克 白茅根···30克 生 姜···6克 蜂 蜜···适量	1. 将天花粉、麦门冬、芦根、 白茅根洗净，放入锅中同煎。 2. 用茶漏滤取药汁液，温热时 放入适量蜂蜜，即可饮用。 3. 每日1剂，不拘时代茶饮。

高清图片

本书共收录了上千张
精美药茶图片，让您体会
药茶养生魅力的同时，大
饱眼福。

Medicinal
materials .1

天花粉 Data

别名/栝楼根、花粉、楼根。
性味/性微寒，味甘、微苦。
功效/清热泻火。
主治/热病口渴、痔疮、
肺燥咳血。

药材分析

详细介绍每种药茶的
主要组成药材的别名、功
效及主治疾病，让您更加
深入地了解每种药茶。

Medicinal
materials .2

麦门冬 Data

★ 别名
麦冬、不死药。

◆ 性味
性寒，味甘、微苦。

▲ 功效
滋阴润肺、益胃生津、清心除
烦、止渴止咳。

● 主治
肺燥干咳、心烦失眠、咽喉疼
痛、肠燥便秘。

Medicinal
materials .3

芦根 Data

★ 别名
芦茅根、苇根、芦头。

◆ 性味
性寒，味甘。

▲ 功效
清热泻火、生津止渴、除烦止
呕、利尿。

● 主治
胃热呕吐、肺热咳嗽、肺痈吐
脓、膀胱炎。

Medicinal
materials .4

白茅根 Data

★ 别名
茅根、兰根、茹根。

◆ 性味
性寒，味甘。

▲ 功效
清热止血、利尿、抗菌。

● 主治
热病烦渴、肺热喘急、胃热呕
吐、小便不利。

18

茶疗功效

以通俗易懂的文字形式，详细地介绍每种药茶及所含药材的养生功效。易于您根据每种药茶的功效，选择适合您体质的对症药茶。

章节分类

按照每种药茶的主要功效，分门别类，便于检索。

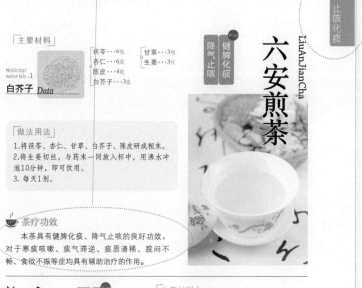

止咳化痰

降气止咳 **健脾化痰**

六安煎茶 LiuAnJianCha

［主要材料］

Medicinal materials .1
白芥子 Data

茯苓	6克	甘草	3克
杏仁	6克	生姜	3片
陈皮	4克		
白芥子	3克		

［做法用法］

1. 将茯苓、杏仁、甘草、白芥子、陈皮研成粗末。
2. 将生姜切丝，与药末一同放入杯中，用沸水冲泡10分钟，即可饮用。
3. 每天1剂。

☕ 茶疗功效

本茶具有健脾化痰、降气止咳的良好功效，对于寒痰咳嗽、痰气滞逆、痰质清稀、脘闷不畅、食欲不振等症均具有辅助治疗的作用。

杏仁蜜茶 XingRenMiCha

止咳平喘 **宣降肺气**

［主要材料］

Medicinal materials .1
甘草 Data

苦杏仁	15克
甘草	5克
柠檬	2片
蜂蜜	适量
绿茶	适量

药茶材料配比

冲泡该药茶的主要材料，并严格按照现代医药学家及养生家研制时的配方比例调剂。

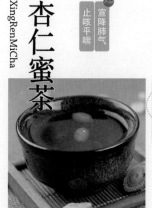

［做法用法］

1. 将苦杏仁捣碎，放入杯中，再加入柠檬、绿茶。
2. 用沸水冲泡15分钟后，加入蜂蜜，即可饮用。
3. 每日1剂，次数不限。

☕ 茶疗功效

本茶清香浓郁、甘甜爽口，具有宣降肺气、止咳平喘、清肺化痰的良好功效，对于慢性支气管炎、咳逆上气、痰少、咽燥舌干等症均具有良好的辅助治疗作用。

冲泡及饮用的方法

以最简单的冲泡方式，让您在最快的时间内学会该药茶的制作方法，并详细介绍每种药茶的最佳饮用方案。

Chapter.1 | 茶疗祛疾，健康永驻 67

女性美颜瘦身药茶饮

女人如茶，以茶养颜。茶因其具有极强的养颜瘦身功效，从而成为女性心中美容减肥的首要饮品。且茶的包容性极强，搭配不同的药材可以达到不同的效果，据说慈禧一生讲究美容养颜，嗜好饮茶养颜，每次饮茶时都会加上少许的金银花和玫瑰花，利用这两种药材各自的特点加强茶液中美容瘦身的功效。古人如此，那么作为21世纪的新女性更有必要了解茶的养颜瘦身功效了！下面介绍两款针对女性健身养颜的茶饮，让您瞬间变成喝出来的水美人。

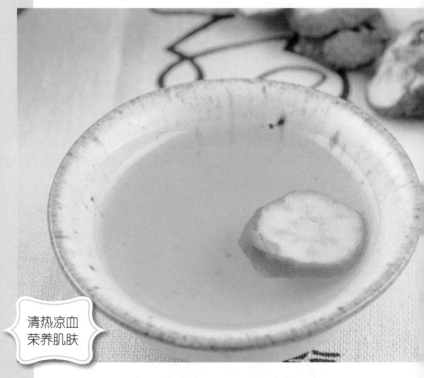

清热凉血
荣养肌肤

▶ 润肌养颜茶

药茶材料
生地黄10克
积雪草13克
山楂13克

做法用法
① 将生地黄、积雪草、山楂捣成粗末。
② 将药末放入杯中，用热水冲泡5分钟后，去渣取汁，即可饮用。
③ 每天1剂，不拘时，代茶饮。

POINT
此茶中的生地黄具有清热生津、滋阴养血的功效；积雪草可起到利湿消肿的良好疗效；山楂具有活血散瘀、调节血脂的功效。

 饮用宜忌
本茶尤其适宜女性皮肤粗糙、衰老、瘙痒者饮用，也可起到促进人体新陈代谢、延缓衰老的作用。

▶桂枝收腹茶

药茶材料

茯苓10克
桂枝6克
甘草3克

✎做法用法

① 将茯苓、桂枝、甘草洗净，放入锅中用水煎煮。
② 用茶漏滤取药汁液，即可饮用。
③ 每天1剂，不拘时，代茶饮。

POINT

此茶中的茯苓具有渗湿利水的功效；桂枝具有发汗解肌、温经通脉的良好功效；甘草具有补脾益气、清热解毒、调和诸药的功效。

☕ 饮用宜忌

本茶适宜女性饮用，尤其适合需要除去腹部多余水分，缩小腰围者饮用。

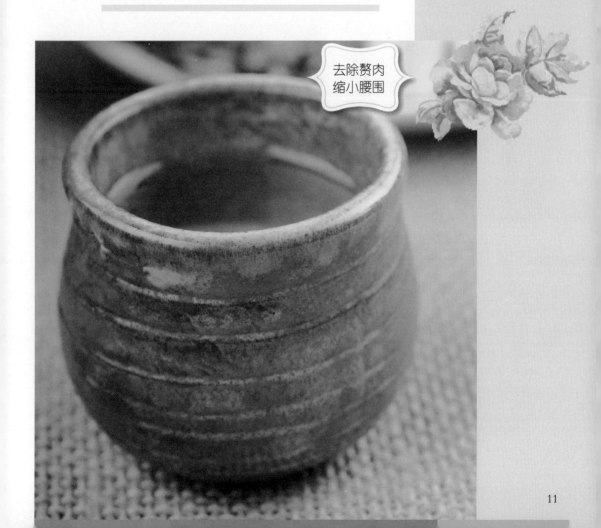

去除赘肉
缩小腰围

上班族保健药茶饮

对于朝九晚五的上班族来说，不仅每天要长时间面对电脑，动用脑力和眼力，还要在强压下，完成好每一份繁杂的工作任务。在这种情况下，上班族们的身体或多或少会呈现出吃不消的状态，但很多的上班族又没有太多的时间来调理自己的身体，那么有什么办法能够做到既不耽误上班族的休息时间，又可起到调节身体作用的办法呢？以下为您介绍两种药茶，便可轻松解决困扰您已久的健康问题。

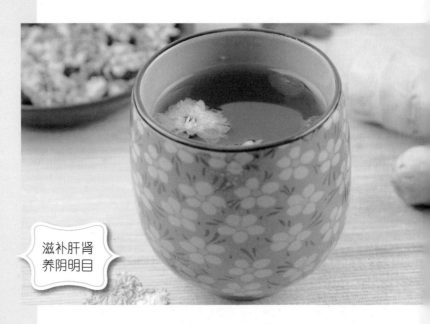

滋补肝肾
养阴明目

▶ 杞菊饮

药茶材料
枸杞子30克
菊花10克
生姜6克

做法用法
① 将枸杞子、菊花、生姜洗净，放入锅中，用水煎煮。
② 用茶漏滤取药汁液，即可饮服。
③ 每日1剂，不拘时，代茶饮。

POINT
此茶中的菊花具有疏风清热、提神明目的功效，并且它还含有丰富的营养元素。同时，它也是一味疏风明目的药材佳品。

饮用宜忌
本茶适宜患有视力衰退、夜盲症、近视眼、视力衰退等患者饮用。

▶ 荆芥石膏茶

药茶材料

荆芥穗30克
生石膏30克
绿茶6克
生姜6克

做法用法

① 将荆芥穗、生石膏共研细末；将生姜切碎。
② 将药末、生姜末、绿茶一同放入杯中，用热水冲泡15分钟，即可饮用。
③ 每日1剂，不拘时，代茶饮。

POINT

此茶中的生石膏解肌清热、除烦止渴；荆芥穗解表祛风；绿茶清利头目，并且在治疗风热头痛等病症上疗效十分显著。

饮用宜忌

本茶适宜患有突发头痛、面红目赤、口渴者饮用。但需要注意的是患有脾胃虚寒及血虚、阴虚发热者不宜饮用。

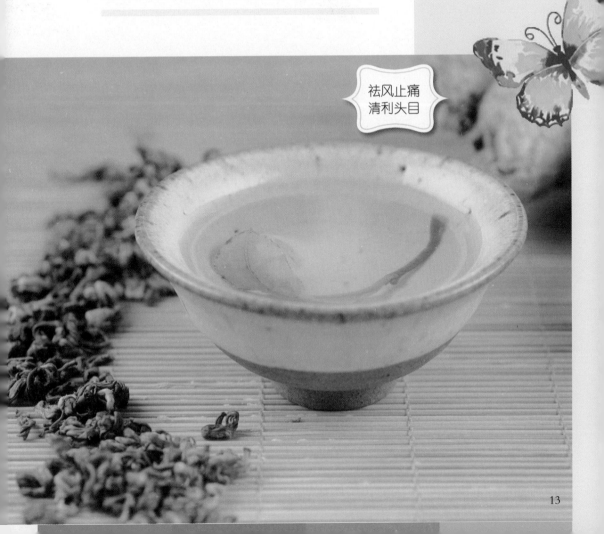

祛风止痛
清利头目

中老年保健药茶饮

随着我国生活水平的不断提高，人们健身意识也越来越强，许多人在步入中老年之后（中老年人一般指男性60岁之后，女性50岁之后），都十分注重对身体的保养。而如今，健身的方式也越来越多，从单纯的锻炼身体到现在的养生饮食，在层出不穷的养生方式中，有没有一种既轻松又可起到养生作用的方法呢？以下针对中老年人的身体健康问题，介绍两种药茶，让您立刻可享受到轻松养生的效果。

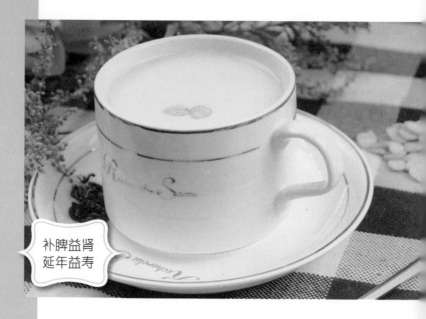

补脾益肾
延年益寿

▶ 五香奶茶

药茶材料

绿茶5克
牛奶适量
芝麻30克
杏仁20克

做法用法

① 将杏仁、芝麻研成细末，将绿茶与牛乳熬制成奶茶。

② 将杏仁末、芝麻末放入奶茶中，加入适量的蜂蜜，即可饮用。

③ 每日1剂，不拘时，代茶饮。

POINT

此茶中的牛奶具有补虚损、益肺胃、生津润肠的良好功效；芝麻具有补血明目、祛风润肠、益肝养发、强身体、抗衰老的功效；杏仁具有宣肺止咳、降气平喘、杀虫解毒的的功效。

饮用宜忌

本茶适宜营养不良、身体虚弱者饮用，也可作为中老年人抗衰老之保健饮品饮用。

▶ 玉灵膏茶

🍵 药茶材料

龙眼30克
西洋参10克
枸杞子5克
蜂蜜少许

🥄 做法用法

① 将龙眼、西洋参、枸杞子放入杯中，用沸水冲入浸泡。

② 盖上盖子闷大概20分钟左右即可，可以反复多次加水饮服。

③ 每日一剂，不拘时，代茶饮。

POINT

此茶中的牛奶具有补虚损、益肺胃、生津润肠的良好功效；芝麻具有补血明目、祛风润肠、益肝养发、强身体、抗衰老的功效；杏仁具有宣肺止咳、降气平喘、杀虫解毒的的功效。

✚ 饮用宜忌

本茶适宜年迈体弱、神疲体倦、心悸怔忡、食欲不振者饮用，胃口较差者宜少量多次饮用。

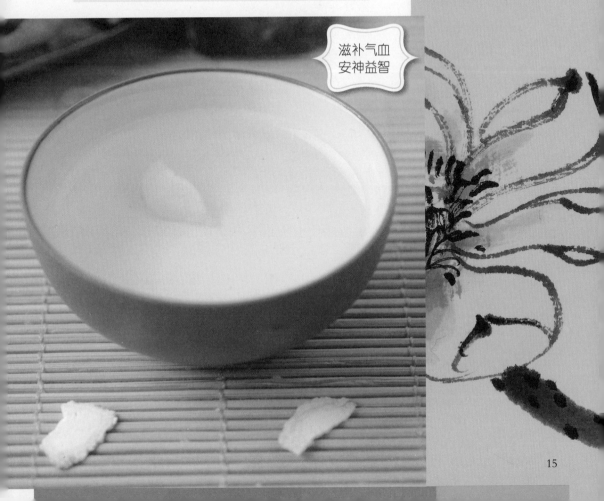

滋补气血
安神益智

茶疗祛疾，健康永驻

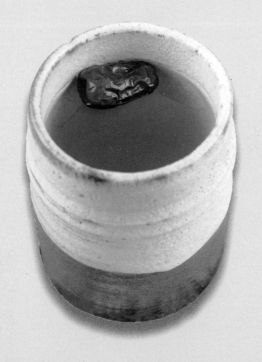

上通天境，下资人伦，
诸药为百病之药，茶为万病之药。
茶亦可代药，以茶祛疾，
强身健体，调和诸病，健康永驻。

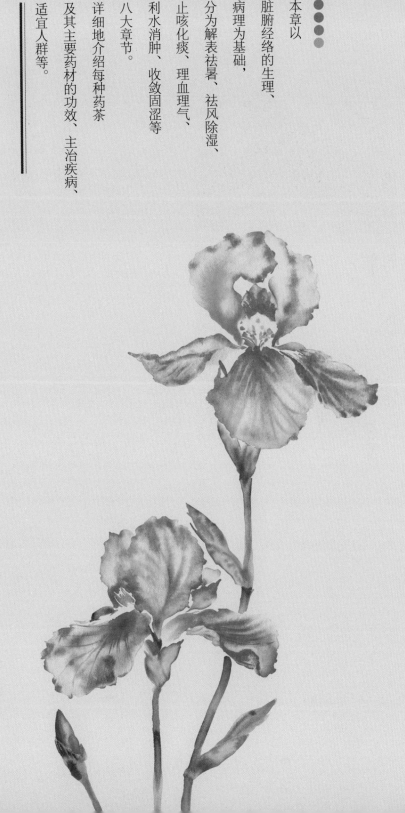

本章以
脏腑经络的生理、
病理为基础，
分为解表祛暑、祛风除湿、
止咳化痰、理血理气、
利水消肿、收敛固涩等
八大章节。
详细地介绍每种药茶
及其主要药材的功效、主治疾病、
适宜人群等。

千金栝楼根茶

QianJinGuaLouCha

润燥止渴 | 清热生津 Point

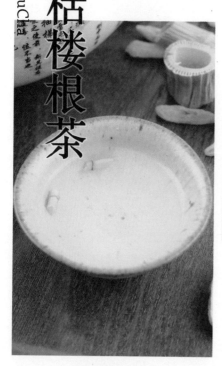

☕ 茶疗功效

本茶具有除烦祛燥、清热解毒的功效，对口渴咽痛可起到辅助治疗作用。

🖐 健康叮咛

本茶性寒，因此女性月经期间及脾胃虚寒、大便溏泄者不宜饮用。

主要材料

A
天花粉···30克
麦门冬···30克
芦根···30克
白茅根···30克

B
生姜···6克
蜂蜜···适量

做法用法

1. 将天花粉、麦门冬、芦根、白茅根洗净，放入锅中同煎。
2. 用茶漏滤取药汁液，温热时放入适量蜂蜜，即可饮用。
3. 每日1剂，不拘时，代茶饮。

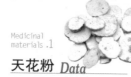

天花粉 Data
Medicinal materials .1

别名／栝楼根、花粉、楼根。
性味／性微寒，味甘、微苦。
功效／清热泻火。
主治／热病口渴、痔疮、肺燥咳血。

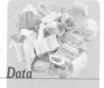

麦门冬 Data
Medicinal materials .2

★ 别名
麦冬、不死药。

◆ 性味
性寒，味甘、微苦。

▲ 功效
滋阴润肺、益胃生津、清心除烦、止渴止咳。

● 主治
肺燥干咳、心烦失眠、咽喉疼痛、肠燥便秘。

芦根 Data
Medicinal materials .3

★ 别名
芦茅根、苇根、芦头。

◆ 性味
性寒，味甘。

▲ 功效
清热泻火、生津止渴、除烦止呕、利尿。

● 主治
胃热呕吐、肺热咳嗽、肺痈吐脓、膀胱炎。

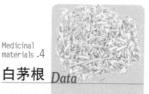

白茅根 Data
Medicinal materials .4

★ 别名
茅根、兰根、茹根。

◆ 性味
性寒，味甘。

▲ 功效
清热止血、利尿、抗菌。

● 主治
热病烦渴、肺热喘急、胃热呕吐、小便不利。

Point 清热降火
止呕止血

泻心茶 *XieXinCha*

☕ 茶疗功效

本茶具有清热解毒、泻心火、止呕、治痢的功效。且此种茶中的大黄具有润肠通便的功效；黄芩泻上焦肺火，清肠中湿热。

💗 健康叮咛

孕妇、女性月经期间及脾胃虚寒、体弱者不宜饮用。

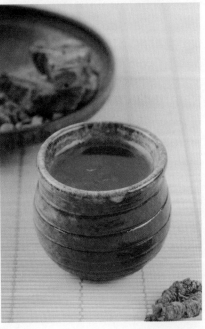

主要材料	做法用法
大黄…6克 A 黄芩…6克 黄连…3克 B 蜂蜜…适量 枸杞子…适量	1. 将大黄、黄连、黄芩置于杯中，用沸水冲泡5分钟。 2. 开盖，去除药渣，加入适量的蜂蜜、枸杞子即可饮用。 3. 每日1剂，分2次温服。

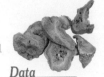

Medicinal materials .1

大黄 *Data*

别名／火参、黄良。

性味／性寒，味苦。

功效／清热泻火。

主治／实热便秘、水肿腹满、胃热呕吐。

Medicinal materials .2

黄连 *Data*

★ 别名
黄连、川连、姜连。

◆ 性味
性寒，味苦，无毒。

▲ 功效
清热燥湿、泻火解毒、止血止汗、和胃止呕。

● 主治
呕吐、便秘、止烦失眠、高热神昏。

Medicinal materials .3

黄芩 *Data*

★ 别名
山茶根、黄芩茶、土金茶根。

◆ 性味
性寒，味苦。

▲ 功效
清热燥湿、泻火解毒、凉血安胎、调节血脂。

● 主治
胸闷口渴、肺热咳嗽、高热烦渴、胎动不安。

Medicinal materials .4

蜂蜜 *Data*

★ 别名
岩蜜、石蜜、石饴。

◆ 性味
性平，味甘。

▲ 功效
保护肝脏、补充体力、消除疲劳、抑菌杀菌。

● 主治
便秘、皮肤暗黄、失眠、贫血、神经系统疾病。

JuPiZhuRuCha

橘皮竹茹茶

Point
益气降逆
清热和胃

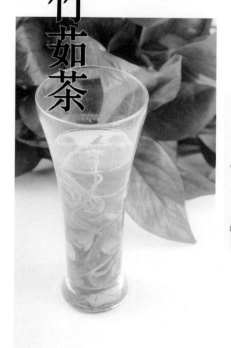

☕ 茶疗功效

本茶具有补胃虚、清胃热、降胃逆，补而不滞、清而不寒的功效，对于治疗胃虚而引起的咳嗽、干呕可起到缓解的作用。

💚 健康叮咛

本茶适宜胃虚有热产生的呃逆、干呕者饮用。但需注意的是脾胃虚寒以及实热所致的打嗝不止、干呕者不宜饮用。

主要材料	做法用法
A 陈皮···12克 竹茹···12克 甘草···6克 人参···5克 B 大枣···5枚 生姜···4片	1. 将陈皮、甘草、竹茹、人参研成粗末，备用。 2. 用纱布包好研磨好的药末，加材料B，用沸水冲泡15分钟即可。 3. 每日1剂，分3~4次饮用。

Medicinal materials .1

陈皮 *Data*

别名／橘皮、贵老。
性味／性温，味辛。
功效／理气健脾。
主治／消化不良、便秘腹泻。

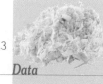

Medicinal materials .2

甘草 *Data*

★ 别名
粉甘草、甘草梢、甜根子。

◆ 性味
性平，味甘。

▲ 功效
清热解毒、缓急止痛、祛痰止咳、调和诸药。

● 主治
脾胃不适、倦怠乏力、心悸气短、咳嗽痰多。

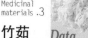

Medicinal materials .3

竹茹 *Data*

★ 别名
竹皮、青竹茹、淡竹皮茹。

◆ 性味
性微寒，味甘。

▲ 功效
温气寒热、止血、崩中溢经、清热化痰。

● 主治
咳嗽不止，病热烦躁、中风、痰多。

Medicinal materials .4

人参 *Data*

★ 别名
山参、园参、人衔。

◆ 性味
性平，味甘、微苦。

▲ 功效
大补元气、补脾益肺、生津止渴、复脉固脱。

● 主治
劳伤虚损、厌食、倦怠、反胃吐食、大便滑泄。

生地石膏茶

ShengDiShiGaoCha

凉血滋阴　清热泻火　*Point*

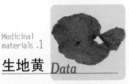

Medicinal materials .1
生地黄 *Data*

A　生地黄···5克　　牡丹皮···2克
　　当归···5克　　B　蜂蜜···适量
　　石膏···3克

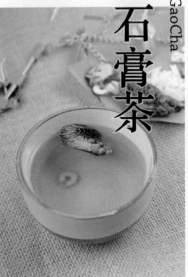

[做法用法]

1. 将石膏打碎，用布包裹。
2. 生地黄、当归、牡丹皮洗净，与石膏一起加水煎煮，取汁去渣，即可饮用。
3. 每日1剂，代茶频饮。

☕ 茶疗功效

　　本茶具有清热解毒、滋阴养颜的功效。且此茶中的生地黄具有滋阴益肾的功效；牡丹皮凉血清热；当归养血和血。

四妙勇安茶

SiMiaoYongAnCha

活血止痛　清热解毒　*Point*

[主要材料]

Medicinal materials .1
金银花 *Data*

A　金银花···30克
　　玄参···30克
　　当归···20克

B　甘草···10克
　　蜂蜜···适量

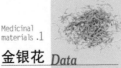

[做法用法]

1. 将金银花、玄参、当归、甘草捣碎，放入杯中。
2. 加入适量沸水，闷泡15分钟后，加入蜂蜜，即可饮用。
3. 每日1剂。

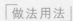

☕ 茶疗功效

　　本茶具有疏通血液的功效，可起到缓解因高血压、高血脂引起的不适。同时，也对贫血、肢体持续性疼痛者起到辅助治疗的作用。

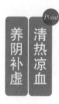

枸杞茶

GouQiCha

养阴补虚 清热凉血 *Point*

☕ 茶疗功效

本茶具有缓解因体质虚寒、胃寒、肝肾疾病、肺结核、便秘、失眠、低血压、贫血、眼疾、掉发、口腔炎等疾病引起的不适等作用。

🤲 健康叮咛

本茶适宜体虚、头昏目花、骨节烦热、劳累过度、精力不济、面容憔悴者饮用。但脾胃虚寒者不宜饮用。

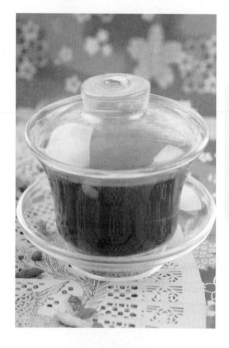

主要材料	做法用法
A 地骨皮···15克 麦门冬···6克 小麦···6克	1. 将地骨皮、麦门冬、小麦放入锅中，加水，煎煮40分钟。 2. 再次加入适量热水，煎煮30分钟，加入适量枸杞子及蜂蜜，即可饮用。
B 枸杞子···5克 蜂蜜···适量	3. 每日1剂，代茶频饮。

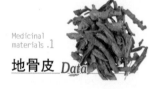

Medicinal materials .1

地骨皮 *Data*

别名/杞根、地骨。

性味/性寒，味苦。

功效/凉血除蒸。

主治/高血压、肺热咳喘、吐血。

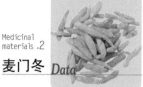

Medicinal materials .2

麦门冬 *Data*

★ 别名
麦冬、不死药。

◆ 性味
性寒，味甘、微苦。

▲ 功效
滋阴润肺、益胃生津、清心除烦、调节血脂。

● 主治
肺燥干咳、心烦失眠、咽喉疼痛、肠燥便秘。

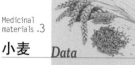

Medicinal materials .3

小麦 *Data*

★ 别名
小麦、浮麦、浮小麦。

◆ 性味
性平，味甘。

▲ 功效
养心益脾、调经络、除烦止渴、利小便。

● 主治
精神不安、小便不利、健脾益肾、女性脏躁。

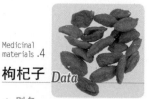

Medicinal materials .4

枸杞子 *Data*

★ 别名
枸杞、苟起子、枸杞红实。

◆ 性味
性平，味甘。

▲ 功效
养肝润肺、滋补肝肾、益精明目、强身健体。

● 主治
腰膝酸痛、眩晕耳鸣、目昏不明、虚劳咳嗽。

石膏茶 ShiGaoCha

祛风止痛 | 清胃泻火 | *Point*

☕ 茶疗功效

本茶具有清热解毒、和胃润肠、祛风止痛的功效。且此茶中的煅石膏具有清肺的功效；川芎祛风止痛；葱白搭配川芎可起到散风邪的功效；炙甘草缓和药性，又能泻火解毒。

♡ 健康叮咛

本茶适宜患有两目红肿、焮痛、畏光、泪下者饮用。但脾胃虚寒、高血压患者不宜饮用。

主要材料	做法用法
A 煅石膏···15克 川芎···15克 炙甘草···3克 B 葱白···3克 洞庭碧螺春···适量	1. 将石膏、川芎、炙甘草研为粗末，备用。 2. 葱白洗净，切段。 3. 药末与葱白、洞庭碧螺春放入保温瓶中，用沸水冲泡15分钟。 4. 每日1剂，代茶频饮。

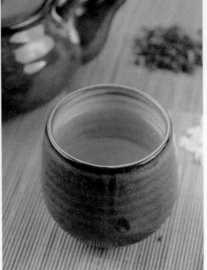

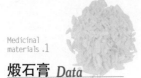

Medicinal materials .1

煅石膏 *Data*

别名/石膏、熟石膏。

性味/性寒，味辛、甘。

功效/收湿生肌。

主治/湿疹瘙痒、水火烫伤、外伤出血。

Medicinal materials .2

川芎 *Data*

★ 别名
山鞠穷、芎䓖、胡䓖。

◆ 性味
性温，味辛。

▲ 功效
行气、祛风止痛、解郁通达。

● 主治
头痛眩晕、风寒湿痹、跌打损伤、外科疾病。

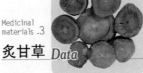

Medicinal materials .3

炙甘草 *Data*

★ 别名
草根、红甘草、甘草。

◆ 性味
性平，味甘。

▲ 功效
补脾和胃、益气复脉、缓急止痛。

● 主治
脾胃虚弱、倦怠乏力、惊悸。

Medicinal materials .4

葱白 *Data*

★ 别名
大葱白、鲜葱白、大葱。

◆ 性味
性温，味辛。

▲ 功效
解毒消肿、理血化瘀、通便润肠。

● 主治
感冒风寒、阴寒腹痛、表皮肿痛、虫积腹痛。

忍冬茶

RenDongCha

疏风散热

清胃解毒 *Point*

☕ 茶疗功效

本茶具有益胃润肠、清热解毒、驱风散热的功效。此茶中的金银花具有清热解毒的功效，与甘草搭配饮用，可起到预防中暑、感冒的作用。

✚ 健康叮咛

本茶适宜患有咽痛咳嗽、发热恶寒、暑热烦渴者饮用，且夏季也可作为预防小儿热疮之用。但风寒外感及脾胃虚寒者不宜服用。

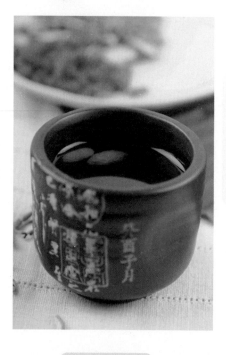

主要材料	做法用法
A 金银花···20克 甘草···15克 B 枸杞子···10克 蜂蜜···适量	1. 将金银花、甘草放入杯中，加水冲泡15分钟。 2. 可按照个人喜好，放入适量蜂蜜及枸杞子。 3. 每天1剂，代茶饮用。

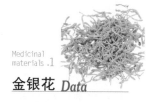

金银花 *Data*

Medicinal materials .1

别名/忍冬、忍冬花、金花。

性味/性寒，味甘。

功效/清热解毒。

主治/中暑、牙周炎、泻痢。

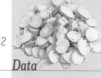

Medicinal materials .2

甘草 *Data*

★ 别名
粉甘草、甘草梢、甜根子。

◆ 性味
性平，味甘。

▲ 功效
补脾益气、清热解毒、祛痰止咳、调和诸药。

● 主治
脾胃虚弱、倦怠乏力、咳嗽痰多。

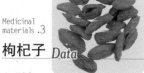

Medicinal materials .3

枸杞子 *Data*

★ 别名
枸杞、苟起子、枸杞红实。

◆ 性味
性平，味甘。

▲ 功效
养肝润肺、滋补肝肾、益精明目、强身健体。

● 主治
腰膝酸痛、眩晕耳鸣、目昏不明、虚劳咳嗽。

Medicinal materials .4

蜂蜜 *Data*

★ 别名
岩蜜、石蜜、石饴。

◆ 性味
性平，味甘。

▲ 功效
保护肝脏、补充体力、消除疲劳、抑菌杀菌。

● 主治
便秘、皮肤暗黄、失眠、贫血、神经系统疾病。

四神茶 SiShenCha

☕ 茶疗功效

本茶具有益气养身、清热解毒、滋阴补血的功效。且此茶中的黄芪具有调节血糖的作用；当归、金银花对多种化脓性细菌有较强的抑制作用；甘草能起到抗炎、抑菌的作用。

✚ 健康叮咛

本茶适宜患有体质虚弱、内火重、好发痤疮及痱子者饮用。但脾胃虚弱、食少、便溏者不宜饮用。

主要材料	做法用法
A 当归···24克 黄芪···15克 金银花···15克 B 甘草···9克 蜂蜜···适量	1. 将当归、黄花、金银花、甘草加水煎沸，取药汁，备用。 2. 把药汁置于杯中，再闷15分钟，加入蜂蜜即可。 3. 每日1剂，分3次温服。

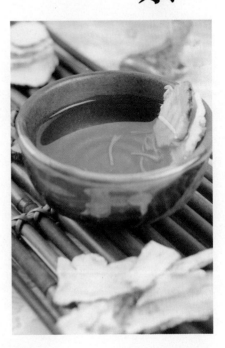

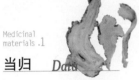

Medicinal materials .1

当归 *Data*

别名/秦归、云归。

性味/性温，味甘。

功效/抗氧化、美肌。

主治/跌打损伤、月经不调、肠燥便秘。

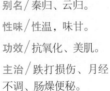

Medicinal materials .2

黄芪 *Data*

★ 别名
棉芪、绵芪、绵黄芪。

◆ 性味
性微温，味甘。

▲ 功效
益气固表、托疮生肌、利水消肿、补肺健脾。

● 主治
便血崩漏、表虚自汗、血虚萎黄、慢性肾炎。

Medicinal materials .3

金银花 *Data*

★ 别名
忍冬、忍冬花、金花。

◆ 性味
性寒，味甘。

▲ 功效
清热解毒、温病发热、热毒血痢、抗菌。

● 主治
中暑、痢疾、流感、皮肤热毒、牙周炎。

Medicinal materials .4

甘草 *Data*

★ 别名
粉甘草、甘草梢、甜根子。

◆ 性味
性平，味甘。

▲ 功效
补脾益气、清热解毒、祛痰止咳、缓急止痛。

● 主治
脾胃虚弱、倦怠乏力、心悸气短、咳嗽痰多。

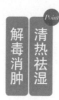

WuShenCha

五神茶

解毒消肿 | 清热祛湿 Point

☕ 茶疗功效

本茶具有清热解毒、消肿化瘀、祛湿除烦的功效。且此茶中的茯苓、车前子通利小便；金银花清热解毒；牛膝消下肢肿胀，具有抗炎、镇痛的功效。

✚ 健康叮咛

本茶适宜患有淋巴管炎、化脓性骨髓炎、血栓闭塞性脉管炎等症者饮用。但体质虚弱、病属寒湿者不宜服用。

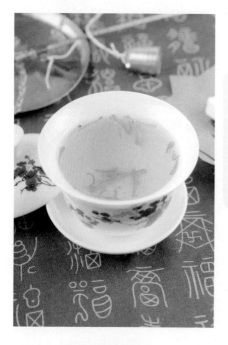

主要材料	做法用法
A 茯苓···15克 牛膝···15克 车前子···15克	1. 将茯苓、牛膝、车前子、金银花加水煎煮。
B 金银花···30克 蜂蜜···适量	2. 泡闷15分钟，去渣取汁，再加入适量蜂蜜即可。 3. 每日1剂，代茶饮用。

Medicinal materials .1

茯苓 *Data*

别名/云苓、松苓、茯灵。

性味/性平，味甘。

功效/健脾和胃。

主治/小便不利、水肿胀满、气喘打嗝。

Medicinal materials .2

牛膝 *Data*

★ 别名
百倍、铁牛膝、杜牛膝。

◆ 性味
性平，味甘、微苦、酸。

▲ 功效
补肝肾、强筋骨、活血通经、利尿通淋。

● 主治
腰膝酸痛、痛经、跌打损伤、咽喉肿痛。

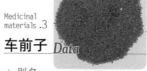

Medicinal materials .3

车前子 *Data*

★ 别名
车前实、虾蟆衣子。

◆ 性味
性微寒，味甘、淡。

▲ 功效
清热利尿、渗湿止泻、明目、祛痰。

● 主治
小便不利、水肿胀满、暑湿泻痢、痰热咳喘。

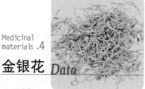

Medicinal materials .4

金银花 *Data*

★ 别名
忍冬、忍冬花、金花。

◆ 性味
性寒，味甘。

▲ 功效
清热解毒、温病发热、热毒血痢、抗菌。

● 主治
中暑、痢疾、流感、皮肤热毒、牙周炎。

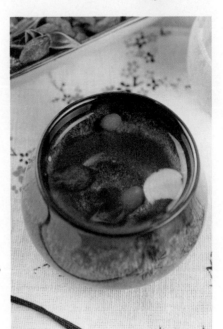

连翘茶

Point
清热解毒
生津止渴

☕ 茶疗功效

本茶具有清心火、解疮毒、散气血，生津止渴、抗菌利尿、健胃增食、强身健体的功效。

💟 健康叮咛

本茶一般人均可饮用，尤其适宜患有风热感冒、暑湿初起、高热烦渴、神昏发斑、热淋尿闭者饮用。

主要材料	做法用法
连翘···60克 A 枸杞子···10克 B 甘草···10克 蜂蜜···适量	1. 将连翘、枸杞子、甘草放入锅中，用水煎煮。 2. 用茶漏滤取药汁液，温热时放入适量蜂蜜，即可饮用。 3. 每日1剂，代茶频饮。

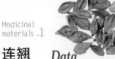

Medicinal materials .1

连翘 *Data*

别名/黄花条、连壳。

性味/性寒，味苦、微辛。

功效/消肿化瘀。

主治/急性肾炎、风热、感冒、发热。

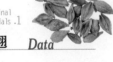

Medicinal materials .2

枸杞子 *Data*

★ 别名
枸杞、苟起子、枸杞红实。

◆ 性味
性平，味甘。

▲ 功效
养肝润肺、滋补肝肾、益精明目、强身健体。

● 主治
虚劳精亏、腰膝酸痛、眩晕耳鸣、目昏不明、虚劳咳嗽。

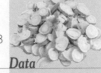

Medicinal materials .3

甘草 *Data*

★ 别名
粉甘草、甘草梢、甜根子。

◆ 性味
性平，味甘。

▲ 功效
清热解毒、祛痰止咳、缓急止痛、调和诸药。

● 主治
脾胃虚弱、倦怠乏力、心悸气短、咳嗽痰多、痈肿疮毒。

Medicinal materials .4

蜂蜜 *Data*

★ 别名
岩蜜、石蜜、石饴。

◆ 性味
性平，味甘。

▲ 功效
保护肝脏、补充体力、消除疲劳、抑菌杀菌。

● 主治
便秘、皮肤暗黄、失眠、贫血、神经系统疾病。

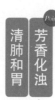

清肺和胃 | 芳香化浊

五味消毒饮

WuWeiXiaoDuYin

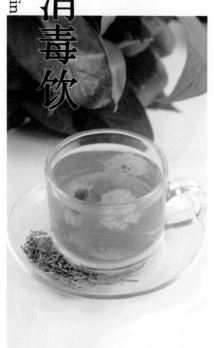

☕ 茶疗功效

本茶具有益胃清肺、平喘止咳的功效。且此茶中的金银花清热解毒、紫花地丁及紫背天葵子可缓解因表皮肿毒而引起的疼痛；蒲公英、野菊花和胃健脾、消散痈肿。

🖐 健康叮咛

本茶一般人均可饮用，适宜患有急性乳腺炎、蜂窝组织炎者饮用。

主要材料	做法用法
金银花···15克 野菊花···6克 A 蒲公英···6克 紫花地丁···6克 紫背天葵子···6克 B 蜂蜜···适量 枸杞子···适量	1. 将材料A加水煎煮，沸腾后闷泡15分钟。 2. 去渣取汁，加入蜂蜜及枸杞子后，即可饮用。 3. 每日1剂，分3次饮服。

Medicinal materials .1

金银花 *Data*

别名／忍冬、忍冬花、金花。

性味／性寒，味甘。

功效／清热解毒。

主治／用于中暑、泻痢、流感、牙周炎。

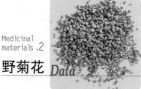

Medicinal materials .2

野菊花 *Data*

★ 别名
野黄菊花、苦薏、山菊花。

◆ 性味
性微寒，味苦、辛。

▲ 功效
清热解毒、疏风平肝、消肿祛瘀、明目。

● 主治
湿疹、皮炎、风热感冒、咽喉肿痛、高血压。

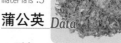

Medicinal materials .3

蒲公英 *Data*

★ 别名
蒲公草、尿床草。

◆ 性味
性寒，味苦、甘。

▲ 功效
清热解毒、消肿散结、利尿利胆。

● 主治
上呼吸道感染、眼结膜炎、高血糖、胃炎、肝炎。

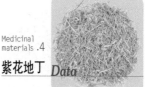

Medicinal materials .4

紫花地丁 *Data*

★ 别名
箭头草、独行虎、羊角子。

◆ 性味
性寒，味苦、辛，无毒。

▲ 功效
清热解毒、疏肝消肿、凉血消炎。

● 主治
乳腺炎、眼睛肿痛、咽炎、跌打损伤、毒蛇咬伤。

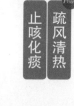 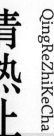

止咳化痰　疏风清热　止咳化痰　*Point*

清热止嗽茶

QingReZhiKeCha

☕ 茶疗功效

本茶具有止咳化痰、清热解毒的功效。且此茶中的菊花疏风平肝、清热解毒；枇杷叶苦泻清热、降气化痰；黄芩、芦根清解肺热；陈皮、枳壳理气化痰。

✚ 健康叮咛

本茶适宜患有发热恶寒、头痛、咳嗽、咳痰、口渴咽痛者饮用。但患有风寒感冒者不宜饮用。

主要材料	做法用法
A 芦根···10克 甘菊花···9克 霜桑叶···9克 炙枇杷叶···9克 B 生地黄···5克 枳壳···5克 陈皮···3克 黄芩···3克	1. 将甘菊花、霜桑叶、炙枇杷叶、芦根、陈皮、黄芩、生地黄、枳壳研成粗末。 2. 加水煎煮10分钟后，去渣取汁，即可饮用。 3. 每日1剂。

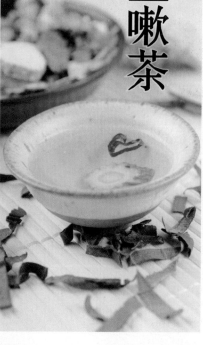

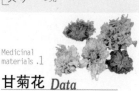

Medicinal materials .1

甘菊花 *Data*

别名/野黄菊花、苦薏。

性味/性微寒，味苦、辛。

功效/清热解毒。

主治/湿疹、皮炎、风热感冒。

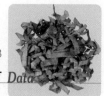

Medicinal materials .2

霜桑叶 *Data*

★ 别名
蚕叶、铁扇子、家桑。

◆ 性味
性寒，味苦、甘。

▲ 功效
疏散风热、清肺润燥、平肝明目、温中散寒。

● 主治
风热感冒、肺热燥咳、头晕头痛、目赤昏花。

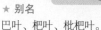

Medicinal materials .3

炙枇杷叶 *Data*

★ 别名
巴叶、杷叶、枇杷叶。

◆ 性味
性凉，味苦。

▲ 功效
止咳化痰、清肺和胃、降逆止呕。

● 主治
肺热痰嗽、咳血、肌肤出血、胃热呕哕。

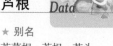

Medicinal materials .4

芦根 *Data*

★ 别名
芦茅根、苇根、芦头。

◆ 性味
性寒，味甘。

▲ 功效
清热泻火、生津止渴、除烦、止呕、利尿。

● 主治
热病烦渴、胃热呕吐、肺热咳嗽、膀胱炎。

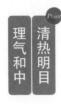

QignReLiQiCha

清热理气茶

Point
清热明目
理气和中

☕ 茶疗功效

本茶具有清热解毒、明目养身、理气解郁的功效。且此茶中的甘菊花、霜桑叶清热明目；橘红具有散寒理气、消食宽中的作用。

💟 健康叮咛

本茶适合患有早期高血压、恶心、呕吐等症者饮用。但肝旺脾虚、胸胁满闷、食欲不振、大便不通者不宜饮用。

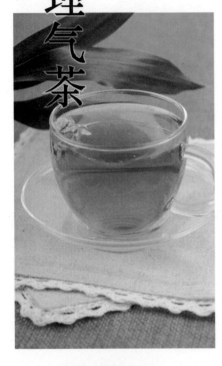

主要材料	做法用法
A [芦根···10克 甘菊花···9克 霜桑叶···9克 炒谷芽···9克 B [橘红···5克 炒枳壳···5克	1. 将甘菊花、霜桑叶、炒谷芽、芦根、橘红、炒枳壳研为粗末。 2. 加水煎煮后，去渣取汁。 3. 每日1剂，代茶频饮。

Medicinal
materials .1

甘菊花 Data

别名/野黄菊花、苦薏。

性味/性微寒，味苦、辛。

功效/清热解毒。

主治/湿疹、皮炎、风热感冒。

Medicinal
materials .2

霜桑叶 Data

★ 别名
蚕叶、铁扇子、家桑。

◆ 性味
性寒，味苦、甘。

▲ 功效
疏散风热、清肺润燥、平肝明目、温中散寒。

● 主治
风热感冒、肺热燥咳、头晕头痛、目赤昏花。

Medicinal
materials .3

炒谷芽 Data

★ 别名
稻芽、谷芽、焦谷芽。

◆ 性味
性温，味甘。

▲ 功效
健脾开胃、消食化积、清热解毒。

● 主治
胀满、泄泻、食欲不振、脚气、浮肿、口臭。

Medicinal
materials .4

芦根 Data

★ 别名
芦茅根、苇根、芦头。

◆ 性味
性寒，味甘。

▲ 功效
清热泻火、生津止渴、除烦、止呕、利尿。

● 主治
热病烦渴、胃热呕吐、肺热咳嗽、膀胱炎。

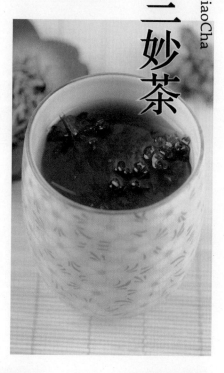

串雅三妙茶

ChuanYaSanMiaoCha

Point 清热解毒

消肿散瘀 清热解毒

☕ 茶疗功效

本茶中的金银花对多种皮肤病有着不同程度的缓解作用；蒲公英具有清热解毒、消肿散结的功效；夏枯草能散结泻热。

✚ 健康叮咛

本茶适宜患有肝火旺盛、淋巴结核等症者饮用。但脾胃虚寒、厌食、便溏者不宜饮用。

主要材料	做法用法
A ┌ 夏枯草···15克 　└ 金银花···15克 B ┌ 蒲公英···15克 　└ 蜂蜜···适量	1. 将夏枯草、金银花、蒲公英洗净，晾干。 2. 将药材放入杯中，加水冲泡20分钟后，取汁，加入蜂蜜。 3. 每日1剂，15~20天为一疗程。

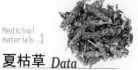

Medicinal materials .1

夏枯草 *Data*

别名／麦穗夏枯草。

性味／性寒，味苦、辛。

功效／清火明目。

主治／头痛、清肝火、降血压。

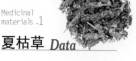

Medicinal materials .2

金银花 *Data*

★ 别名
忍冬、忍冬花、金花。

◆ 性味
性寒，味甘。

▲ 功效
清热解毒、温病发热、热毒血痢、抗菌。

● 主治
中暑、泻痢、流感、表皮肿毒、牙周炎。

Medicinal materials .3

蒲公英 *Data*

★ 别名
蒲公草、食用蒲公英、尿床草。

◆ 性味
性寒，味苦、甘。

▲ 功效
清热解毒、消肿散结、利尿利胆、平喘止咳。

● 主治
上呼吸道感染、眼结膜炎、高血糖、胃炎、肝炎。

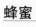
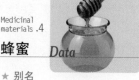

Medicinal materials .4

蜂蜜 *Data*

★ 别名
岩蜜、石蜜、石饴。

◆ 性味
性平，味甘。

▲ 功效
保护肝脏、补充体力、消除疲劳、抑菌杀菌。

● 主治
便秘、皮肤暗黄、失眠、贫血、神经系统疾病。

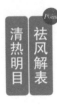

SangYeCha

桑叶茶

清热明目 · 祛风解表 · 清热明目

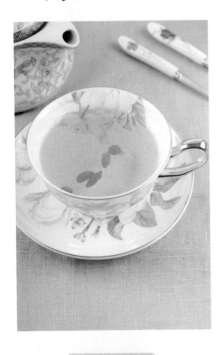

☕ 茶疗功效

本茶具有疏散风热、清肺润燥、平肝明目的功效。茶中的桑叶对多种原因引起的高血糖可起到缓解的作用。

健康叮咛

本茶适合患有咳嗽少痰、咽痛等症者饮用。但对于风寒感冒引起的咳嗽、咳痰清稀者不宜服用。

主要材料

A
┌ 桑叶···5克
└ 枸杞子···5克

B
┌ 蜂蜜···适量
└ 甘草···适量

做法用法

1. 将桑叶洗净，切碎，加入蜂蜜、枸杞子、甘草和水，拌匀。
2. 置锅中用小火炒至不粘手为度，取出放凉。
3. 每次取10克，加水煎数分钟，取汁即可。
4. 每日1~2剂，代茶频饮。

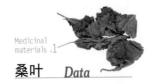

Medicinal materials .1

桑叶 Data

别名/家桑、荆桑。

性味/性寒，味甘、苦。

功效/清肺润燥。

主治/急性结膜炎、肺热燥热。

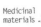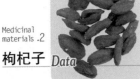

Medicinal materials .2

枸杞子 Data

★ 别名
枸杞、苟起子、枸杞红实。

◆ 性味
性平，味甘。

▲ 功效
养肝润肺、滋补肝肾、益精明目、强身健体。

● 主治
虚劳精亏、腰膝酸痛、眩晕耳鸣、目昏不明、虚劳咳嗽。

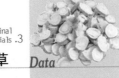

Medicinal materials .3

甘草 Data

★ 别名
粉甘草、甘草梢、甜根子。

◆ 性味
性平，味甘。

▲ 功效
补脾益气、清热解毒、祛痰止咳、缓急止痛。

● 主治
脾胃虚弱、倦怠乏力、心悸气短、咳嗽痰多。

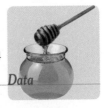

Medicinal materials .4

蜂蜜 Data

★ 别名
岩蜜、石蜜、石饴。

◆ 性味
性平，味甘。

▲ 功效
保护肝脏、补充体力、消除疲劳、抑菌杀菌。

● 主治
便秘、皮肤暗黄、失眠、贫血、神经系统疾病。

香苏茶

XiangSuCha

Point

温胃和中 | 理气解表

主要材料

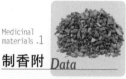

Medicinal materials .1

制香附 *Data*

A
制香附···60克
紫苏叶···60克
陈皮···30克

B
炙甘草···15克
蜂蜜···适量

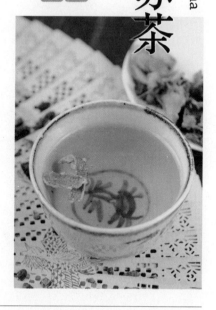

做法用法

1. 将制香附、紫苏叶、陈皮、炙甘草研成粗末。
2. 将药末放入杯中，用沸水冲泡10分钟后，加入蜂蜜，即可饮用。
3. 频频饮用，1日内饮尽。

茶疗功效

　　本茶具有解毒祛暑、理气化瘀、温胃和中的功效。茶中的紫苏叶性温，具有散寒发表的功效；陈皮理气化痰、调中和胃；甘草益气缓急。

清暑金香茶

QingShuJinXiangCha

Point

润肺止咳 | 清热解毒

主要材料

Medicinal materials .1

淡竹叶 *Data*

A
金银花···6克
淡竹叶···5克
香薷···3克
杏仁···3克

B
绿茶···1克
蜂蜜···适量

做法用法

1. 将金银花、香薷、杏仁、淡竹叶、绿茶放入锅中。
2. 用沸水冲泡10分钟后，加入蜂蜜即可。
3. 每日1剂，不拘时频频温服。

茶疗功效

　　本茶中的金银花具有清热解毒、温病发热的功效；香薷具有发汗解暑、行水散湿的功效；杏仁具有宣肺止咳、降气平喘、润肠通便的功效。

MiZhiCha

蜜芷茶

Point
祛风解表
解痉止痛

☕ 茶疗功效

本茶中白芷具有解表止痛的作用；荆芥用于缓解因伤风头痛而引起的不适，蜂蜜、甘草、绿茶，具有驱风散寒、解表除湿的功效。

✚ 健康叮咛

本茶适宜患有风寒感冒、头痛者，及产前、产后感受风邪者饮用，但风热感冒或素有阴虚血热者不宜服用。

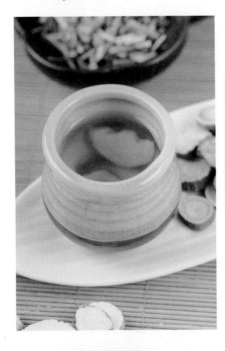

主要材料	做法用法
A 白芷···15克 荆芥···15克 B 甘草···10克 蜂蜜···适量 绿茶···适量	1. 将白芷、荆芥各等量，研末分包，每包约15克。 2. 与绿茶共置杯中，用沸水冲泡15分钟。 3. 加入适量蜂蜜及甘草混合后温饮，每日饮用2~3剂。

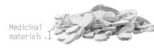

Medicinal materials .1

白芷 *Data*

别名/芳香、苻蓠。

性味/性温，味辛。

功效/活血排脓。

主治/头痛、牙痛、肠风痔漏。

Medicinal materials .2

荆芥 *Data*

★ 别名
香荆荠、线荠、假苏。

◆ 性味
性微甘，味甘、微苦。

▲ 功效
解表散风、透疹消疮、止血。

● 主治
用于治疗感冒、麻疹透发不畅、便血、鼻中出血。

Medicinal materials .3

甘草 *Data*

★ 别名
粉甘草、甘草梢、甜根子。

◆ 性味
性平，味甘。

▲ 功效
补脾益气、清热解毒、祛痰止咳、缓急止痛。

● 主治
用于脾胃虚弱、倦怠乏力、心悸气短、咳嗽痰多、腹痛。

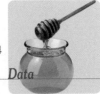

Medicinal materials .4

蜂蜜 *Data*

★ 别名
岩蜜、石蜜、石饴。

◆ 性味
性平，味甘。

▲ 功效
保护肝脏、补充体力、消除疲劳、抑菌杀菌。

● 主治
便秘、皮肤暗黄、失眠、贫血、神经系统疾病。

薄荷茶

BoHeCha

☕ 茶疗功效

本茶中的薄荷具有发汗解热、辛凉解表的功效；麻黄宣泄随热；人参益气补虚。

🤲 健康叮咛

本茶适宜患有风热感冒、头痛、咽喉肿痛、咳嗽不爽者饮用。但风寒感冒、无汗者不宜饮服。

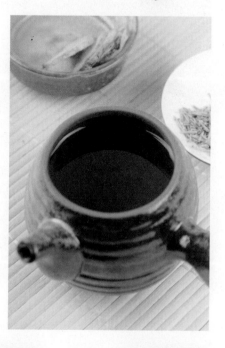

主要材料	做法用法
薄荷···30克 A 人参···5克 麻黄···2克 B 生姜···2片 蜂蜜···适量	1. 将蒲荷、人参、麻黄、生姜研为粗末。 2. 将药末用水煎煮后，去渣取汁，加入适量蜂蜜即可。 3. 每日1剂，不拘时，代茶饮。

Medicinal materials .1

薄荷 *Data*

别名/野薄荷、南薄荷。

性味/性凉，味辛。

功效/疏散风热。

主治/头痛、目赤、牙痛、咽喉肿痛。

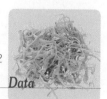
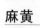

Medicinal materials .2

人参 *Data*

★ 别名
山参、园参、黄参。

◆ 性味
性平，味甘、微苦。

▲ 功效
大补元气、补脾益肺、生津止渴、安神益智。

● 主治
劳伤虚损、食少、倦怠、反胃吐食、大便滑泄、虚咳喘促。

Medicinal materials .3

麻黄 *Data*

★ 别名
龙沙、狗骨、卑相。

◆ 性味
性温，味辛、微苦。

▲ 功效
发汗散寒、宣肺平喘、利水消肿的功效。

● 主治
风寒表实证、胸闷喘咳、浮肿、痰多。

Medicinal materials .4

生姜 *Data*

★ 别名
姜。

◆ 性味
性温，味辛。

▲ 功效
开胃止呕、化痰止咳、发汗解表、清热解毒。

● 主治
外感风寒、鼻子不通气、流清鼻涕、腹痛。

荆防败毒茶

JingFangBaiDuCha

发汗解表 | 祛风止痛 | Point

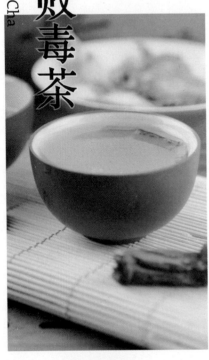

☕ 茶疗功效

本茶中的荆芥有发汗解表的功效，与防风相配可缓解因感冒风寒等症而引起的不适；羌活、独活辛温发散；生姜、薄荷调和诸药。

🤲 健康叮咛

本茶适宜恶寒发热、头痛颈强、肢体疼痛、无汗症者饮用。但患有风热感冒、咽喉疼痛、发热烦渴、体质虚弱、胃寒者不宜服用。

主要材料	做法用法
荆芥…9克 防风…9克 A 羌活…9克 独活…9克 B 生姜…3片 薄荷…3克	1．将荆芥、防风、羌活、独活、薄荷研为粗末。 2．将药末和生姜置于杯中，用沸水冲泡15～20分钟，即可饮用。 3．频频饮用，于1日内饮尽。

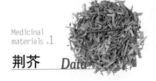

Medicinal materials .1

荆芥 *Data*

别名／香荆芥、线芥。

性味／性微甘，味甘。

功效／解表散风。

主治／治疗感冒、麻疹透发不畅、便血。

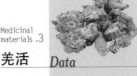

Medicinal materials .2

防风 *Data*

★ 别名
铜芸、百枝、屏风。

◆ 性味
性微温，味辛、甘。

▲ 功效
祛风解表、胜湿止痛、止痉定搐、发散风寒。

● 主治
风疹瘙痒、风湿痹痛、破伤风、头痛身痛。

Medicinal materials .3

羌活 *Data*

★ 别名
羌青、羌滑、黑药。

◆ 性味
性温，味辛、苦。

▲ 功效
解表、祛风湿、止痛。

● 主治
外感风寒、头痛无汗、风水浮肿、疮疡肿毒。

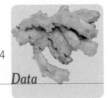

Medicinal materials .4

生姜 *Data*

★ 别名
姜。

◆ 性味
性温，味辛。

▲ 功效
开胃止呕、化痰止咳、发汗解表、清热解毒。

● 主治
外感风寒、鼻子不通气、流清鼻涕、腹痛。

姜杏茶

JiangXingCha

止咳祛痰 | 发散风寒 | *Point*

主要材料

Medicinal materials .1

杏仁 *Data*

A: 杏仁···25克 / 生姜···9克

B: 盐···5克 / 甘草···5克

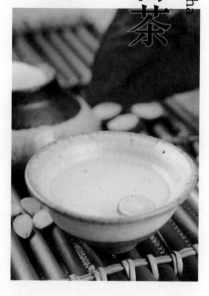

做法用法

1. 将杏仁泡洗去皮尖，捣碎；将甘草研成末，然后炒一下。

2. 生姜去皮与盐一起捣碎，将以上四物一起拌匀，用沸水冲泡即可。

3. 每日1~2剂，不拘时，代茶频饮。

☕ 茶疗功效

本茶中的杏仁性温，味苦而甘，具有发散风寒的功效，同时也是散寒、止咳、化痰的常用药物；生姜发散风寒、去痰下气；甘草润肺解毒，适宜于风寒感冒引起的咳嗽。

五叶芦根茶

WuYeLuGenCha

清肺和胃 | 芳香化浊 | *Point*

主要材料

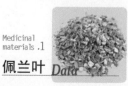

Medicinal materials .1

佩兰叶 *Data*

A: 藿香叶···9克 / 佩兰叶···9克 / 枇杷叶···9克 / 鲜荷叶···9克 / 薄荷叶···6克

B: 蜂蜜···适量 / 枸杞子···适量

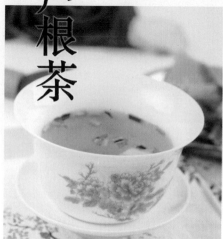

做法用法

1. 将材料A中药材捣碎，纳入保温瓶中。

2. 用沸水冲泡15分钟后，加入适量蜂蜜及枸杞子，即可饮用。

3. 每日1剂，不拘时，代茶饮。

☕ 茶疗功效

本茶具有清肺和胃、活血化瘀的功效。茶中的藿香叶、佩兰叶、鲜荷叶具有宣泄中焦湿邪的功效；枇杷叶具有和胃降气、清热解暑毒的功效；薄荷叶宣表而托邪外出；鲜芦根养阴生津、润喉利咽。

银翘散茶

YinQiaoSanCha

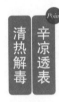

Point
辛凉透表
清热解毒

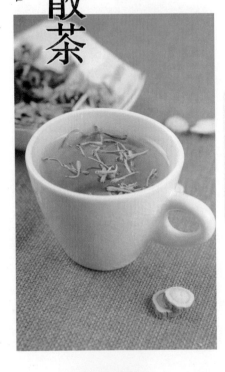

☕ 茶疗功效

本茶中的金银花、连翘具有清热解毒的功效；薄荷可起到辛凉解表的功效；桔梗、甘草可缓解因热毒郁肺而引起的不适。

💗 健康叮咛

本茶适宜患有风寒、无汗或有汗不多、头痛口渴、咳嗽咽痛等症者饮用。但风寒表证者不宜服用。

主要材料	做法用法
金银花···30克 A 连翘···30克 桔梗···18克 甘草···15克 B 薄荷···15克	1. 将金银花、连翘、桔梗、甘草、薄荷研为粗末。 2. 将药材放入杯中，用沸水冲泡10分钟即可。 3. 频频饮用，于1日内饮尽。

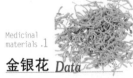

Medicinal materials .1
金银花 *Data*

别名／忍冬、忍冬花。

性味／性寒，味甘。

功效／清热解毒。

主治／中暑、泻痢、流感、疮疖。

Medicinal materials .2
连翘 *Data*

★ 别名
黄花条、连壳、青翘。

◆ 性味
性寒，味苦、微辛。

▲ 功效
清热解毒、散结消肿、平喘止咳。

● 主治
热病初起、风热感冒、咽喉肿痛、急性肾炎、斑疹。

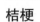

Medicinal materials .3
桔梗 *Data*

★ 别名
包袱花、铃铛花、僧帽花。

◆ 性味
性微温，味苦、辛。

▲ 功效
宣肺祛痰、利咽、排脓补血养气、调和五脏。

● 主治
咳嗽痰多、咽喉肿痛、肺痈吐脓、胸满胁痛、小便癃闭。

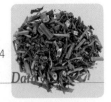

Medicinal materials .4
薄荷 *Data*

★ 别名
野薄荷、南薄荷、水薄荷。

◆ 性味
性凉，味辛。

▲ 功效
疏散风热、清利头目、利咽透疹、疏肝行气。

● 主治
头痛、咽喉肿痛、食滞气胀、口疮、牙痛、疮疥。

宣肺止咳 祛风清热 **桑菊饮** SangJuYin

☕ 茶疗功效

本茶中的桑叶具有祛风清热、凉血明目的功效；菊花能疏风清热、解毒明目；连翘、薄荷可起到轻清凉散的作用；杏仁止咳化痰；甘草养阴、润喉、利咽。

♥ 健康叮咛

本茶适宜患有外感风热，头痛咽痛、鼻塞咳嗽、全身酸痛、口干微渴等症者饮用。但患有风寒感冒者不宜饮用。

主要材料	做法用法
A 桑叶···10克 菊花···10克 杏仁···6克 连翘···6克 B 甘草···3克 薄荷···3克	1. 将杏仁、连翘、桑叶、甘草、薄荷研为粗末。 2. 将药末放入杯中，用沸水冲泡15分钟。 3. 每日1剂，代茶频饮。

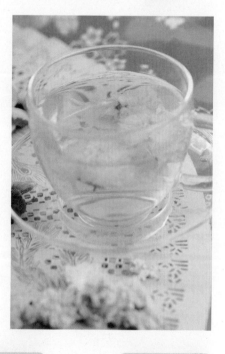

Medicinal materials .1
杏仁 *Data*

别名/杏核仁、杏子。

性味/性温，味苦。

功效/宣肺止咳。

主治/咳嗽、喘促胸满、肠燥便秘。

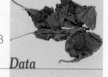

Medicinal materials .2
连翘 *Data*

★ 别名
黄花条、连壳、青翘。

◆ 性味
性寒，味苦、微辛。

▲ 功效
清热解毒、散结消肿、平喘止咳。

● 主治
热病初起、风热感冒、咽喉肿痛、急性肾炎。

Medicinal materials .3
桑叶 *Data*

★ 别名
家桑、荆桑、黄桑。

◆ 性味
性寒，味甘、苦。

▲ 功效
疏散风热、清肺润燥、清肝明目、凉血止血。

● 主治
肝阴不足、视物昏花、肺热燥咳、干咳少痰。

Medicinal materials .4
菊花 *Data*

★ 别名
黄花、九花、女华。

◆ 性味
性微寒，味辛、甘、苦。

▲ 功效
散风清热、平肝明目、止咳化痰、补血止血。

● 主治
风热感冒、头痛眩晕、目赤肿痛、眼目昏花。

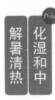

兰草茶

LanCaoCha

化湿和中 | 解暑清热 | *Point*

☕ 茶疗功效

本茶不仅气味芳香能醒脾化湿，促进脾胃的消化功能，而且还有芳香解暑的功效。另外还可用作消除过食油腻而导致的消化紊乱、口干、食欲不振等症。

🤲 健康叮咛

本茶适宜舌苔白腻者、口淡口甜者饮用。夏季解暑最好使用鲜佩兰，且剂量可适当增减。

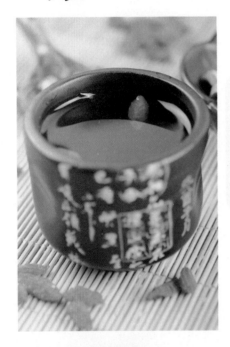

主要材料	做法用法
A 佩兰···15克 甘草···5克	1. 将佩兰洗净，切碎。 2. 加水煎煮，去渣取汁后，加入蜂蜜及枸杞子即可。
B 枸杞子···3克 蜂蜜···适量	3. 每日1剂，不拘时，代茶饮。

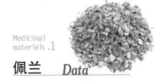

Medicinal materials .1

佩兰 *Data*

别名/佩兰叶、鲜佩兰。

性味/性平，味辛。

功效/芳香化湿。

主治/湿浊中阻、脘痞呕恶、口中甜腻。

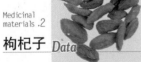

Medicinal materials .2

枸杞子 *Data*

★ 别名
枸杞、苟起子、枸杞红实。

◆ 性味
性平，味甘。

▲ 功效
养肝润肺、滋补肝肾、益精明目、强身健体。

● 主治
虚劳精亏、腰膝酸痛、眩晕耳鸣、目昏不明、虚劳咳嗽。

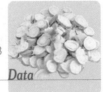

Medicinal materials .3

甘草 *Data*

★ 别名
粉甘草、甘草梢、甜根子。

◆ 性味
性平，味甘。

▲ 功效
补脾益气、清热解毒、祛痰止咳、缓急止痛。

● 主治
脾胃虚弱、倦怠乏力、心悸气短、咳嗽痰多。

Medicinal materials .4

蜂蜜 *Data*

★ 别名
岩蜜、石蜜、石饴。

◆ 性味
性平，味甘。

▲ 功效
保护肝脏、补充体力、消除疲劳、抑菌杀菌。

● 主治
便秘、皮肤暗黄、失眠、贫血、神经系统疾病。

紫苏叶茶

ZiSuYeCha

止咳祛痰 | 发汗解表 | Point

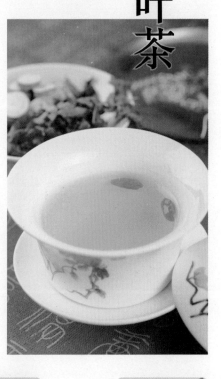

☕ 茶疗功效

茶中的紫苏叶有解热和抑制葡萄球菌生长的作用，也可以促进胃液分泌，增进胃肠蠕动，缓解支气管痉挛、支气管炎症。

💗 健康叮咛

本茶适宜患有风寒感冒初起，症见发热、恶寒、无汗、头痛者饮用。但高热有汗者不宜服用。

主要材料	做法用法
A 紫苏叶···20克 甘草···5克	1. 将紫苏叶捣碎，置杯中。 2. 用沸水冲泡15分钟后，加入适量蜂蜜及枸杞子。
B 枸杞子···3克 蜂蜜···适量	3. 每日1剂，频频温饮。

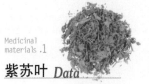

Medicinal materials .1

紫苏叶 Data

别名／苏叶、九层塔叶。

性味／性微温，味辛。

功效／散寒解表。

主治／外感风寒、恶寒发热、头痛无汗。

Medicinal materials .2

甘草 Data

★ 别名
粉甘草、甘草梢、甜根子。

◆ 性味
性平，味甘。

▲ 功效
补脾益气、清热解毒、祛痰止咳、缓急止痛。

● 主治
脾胃虚弱、倦怠乏力、心悸气短、咳嗽痰多。

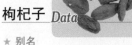

Medicinal materials .3

枸杞子 Data

★ 别名
枸杞、苟起子、枸杞红实。

◆ 性味
性平，味甘。

▲ 功效
养肝润肺、滋补肝肾、益精明目、强身健体。

● 主治
虚劳精亏、腰膝酸痛、眩晕耳鸣、目昏不明。

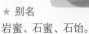

Medicinal materials .4

蜂蜜 Data

★ 别名
岩蜜、石蜜、石饴。

◆ 性味
性平，味甘。

▲ 功效
保护肝脏、补充体力、消除疲劳、抑菌杀菌。

● 主治
便秘、皮肤暗黄、失眠、贫血、神经系统疾病。

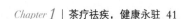

JiSuSanCha

鸡苏散茶

疏风解表 | 祛暑利湿

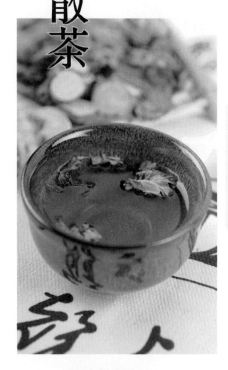

☕ 茶疗功效

本茶含有丰富的硅酸镁等营养元素，对多种致病菌具有抑制作用，与甘草搭配具有较好的清热、渗湿、利尿的作用。薄荷具有祛风、散寒、解热的良好功效。

💚 健康叮咛

本茶适合患有暑病夹湿、微恶风寒、头痛目胀、小便不利者饮用。但阴虚发热、口渴者不宜服用。

主要材料	做法用法
A 滑石···18克 薄荷···9克	1. 将滑石、薄荷、甘草置于杯中，冲入沸水。
B 甘草···3克 蜂蜜···适量	2. 盖闷15分钟后，加入适量蜂蜜即可。 3. 每日1剂，不拘时，代茶饮。

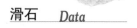

滑石 *Data*

别名/画石、液石。

性味/性寒，味甘、淡。

功效/利尿通淋。

主治/尿热涩痛、暑湿烦渴、湿热水泻。

Medicinal materials .1

Medicinal materials .2

薄荷 *Data*

★ 别名
野薄荷、南薄荷、水薄荷。

◆ 性味
性凉，味辛。

▲ 功效
疏散风热、清利头目、利咽透疹、疏肝行气。

● 主治
头痛、咽喉肿痛、食滞气胀、口疮、牙痛。

Medicinal materials .3

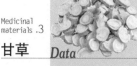

甘草 *Data*

★ 别名
粉甘草、甘草梢、甜根子。

◆ 性味
性平，味甘。

▲ 功效
补脾益气、清热解毒、祛痰止咳、缓急止痛。

● 主治
脾胃虚弱、倦怠乏力、心悸气短、咳嗽痰多。

Medicinal materials .4

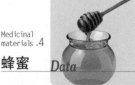

蜂蜜 *Data*

★ 别名
岩蜜、石蜜、石饴。

◆ 性味
性平，味甘。

▲ 功效
保护肝脏、补充体力、消除疲劳、抑菌杀菌。

● 主治
便秘、皮肤暗黄、失眠、贫血、神经系统疾病。

青蒿茶
QingGaoCha

☕ 茶疗功效

本茶中的青蒿具有抗疟的功效；甘草具有补中益气、清热解毒的功效，与青蒿相配，既能矫正其苦味，又能使之药性退热而不伤脾胃之气。

✚ 健康叮咛

本茶不宜脾胃虚寒、大便溏泄、感冒发热及女性经期者饮用。

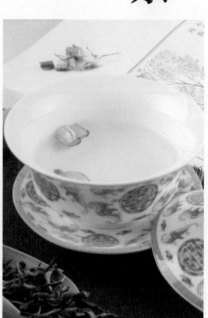

主要材料	做法用法
青蒿···15克 A 甘草···5克 洞庭碧螺春···2克 B 蜂蜜···适量	1. 将青蒿、甘草、洞庭碧螺春放入杯中。 2. 用沸水冲泡15分钟后，加入适量蜂蜜。 3. 每日1剂，不拘时，代茶饮。

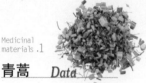

Medicinal materials .1

青蒿 *Data*

别名/草蒿、茵陈蒿。

性味/性寒，味苦、辛。

功效/清热解暑。

主治/暑邪发热、阴虚发热、疟疾寒热。

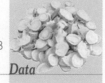

Medicinal materials .2

洞庭碧螺春 *Data*

★ 别名
碧螺春。

◆ 性味
性寒，味苦。

▲ 功效
止渴生津、清热消暑、解毒消食、祛风解表。

● 主治
心血管疾病、失眠、便秘、心绞痛、腹痛。

Medicinal materials .3

甘草 *Data*

★ 别名
粉甘草、甘草梢、甜根子。

◆ 性味
性平，味甘。

▲ 功效
补脾益气、清热解毒、祛痰止咳、缓急止痛。

● 主治
脾胃虚弱、倦怠乏力、心悸气短、咳嗽痰多。

Medicinal materials .4

蜂蜜 *Data*

★ 别名
岩蜜、石蜜、石饴。

◆ 性味
性平，味甘。

▲ 功效
保护肝脏、补充体力、消除疲劳、抑菌杀菌。

● 主治
便秘、皮肤暗黄、失眠、贫血、神经系统疾病。

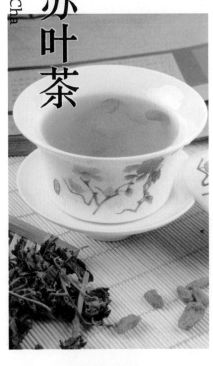

JiangTangSuYeCha

姜糖苏叶茶

发汗解表 | 温中和胃

茶疗功效

本茶具有发汗解表、温胃和中、清热祛暑的功效。茶中的紫苏叶为辅助治疗外感风寒的药物；生姜与其同用，既可增强温散之力，又可提高和中之效。

健康叮咛

本茶适宜患有风寒感冒、头痛咳嗽、腹胀胃痛者饮用。但患有风热感冒者不宜饮用。

主要材料	做法用法
A 紫苏叶···6克 生姜···5克 B 枸杞子···3克 蜂蜜···适量	1. 将生姜洗净，切丝；将紫苏叶洗去尘垢。 2. 将紫苏叶、生姜丝放入杯中，用沸水冲泡10分钟后，加入适量的蜂蜜及枸杞子，即可饮用。 3. 每日1剂，不拘时，代茶饮。

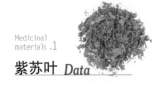

Medicinal materials .1

紫苏叶 *Data*

别名/苏叶、九层塔叶。

性味/性微温，味辛。

功效/行气宽中。

主治/恶寒发热、头痛无汗、咳嗽。

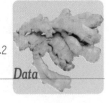

Medicinal materials .2

生姜 *Data*

★ 别名
姜。

◆ 性味
性温，味辛。

▲ 功效
开胃止呕、化痰止咳、发汗解表、清热解毒。

● 主治
外感风寒、鼻子不通气、流清鼻涕、腹痛。

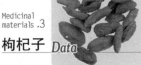

Medicinal materials .3

枸杞子 *Data*

★ 别名
枸杞、苟起子、枸杞红实。

◆ 性味
性平，味甘。

▲ 功效
养肝润肺、滋补肝肾、益精明目、强身健体。

● 主治
虚劳精亏、腰膝酸痛、眩晕耳鸣、咳嗽。

Medicinal materials .4

蜂蜜 *Data*

★ 别名
岩蜜、石蜜、石饴。

◆ 性味
性平，味甘。

▲ 功效
保护肝脏、补充体力、消除疲劳、抑菌杀菌。

● 主治
便秘、皮肤暗黄、失眠、贫血、神经系统疾病。

☕ 茶疗功效

本茶具有解表祛暑、清热解毒、祛瘀化湿的功效。茶中的藿香具有发汗解暑的功效；厚朴燥湿宽中；金银花、连翘可起到发汗解表、清热解暑的作用。

🙌 健康叮咛

本茶适宜患有暑季感冒、周身酸痛、发热恶寒、心烦口渴者饮用。但中暑而无感冒症状者不宜饮用。

新加香藿茶

XinJiaXiangHuoCha

清热化湿
祛暑解表 *Point*

主要材料	做法用法
金银花···9克	1. 将藿香、厚朴、金银花、连翘、扁豆捣碎。
连翘···9克	
A 藿香···6克	2. 将药末放入杯中，用热水冲泡15分钟后，加入适量的蜂蜜，即可饮用。
厚朴···6克	
B 扁豆···5克	3. 每日1剂，不拘时，代茶饮。
蜂蜜···适量	

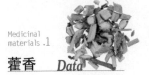

Medicinal materials .1

藿香 *Data*

别名/兜娄婆香。

性味/性温，味辛。

功效/止呕消嗳。

主治/湿阻脾胃、脘腹胀满、湿温初起、脚气。

Medicinal materials .2

厚朴 *Data*

★ 别名
厚皮、重皮、赤朴。

◆ 性味
性温，味苦、辛。

▲ 功效
行气消积、燥湿除满、降逆平喘、止泻止吐。

● 主治
腹胀便秘、脘痞吐泻、痰壅气逆、胸满喘咳。

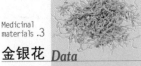

Medicinal materials .3

金银花 *Data*

★ 别名
忍冬、忍冬花、金花。

◆ 性味
性寒，味甘。

▲ 功效
清热解毒、温病发热、热毒血痢、抗菌。

● 主治
治疗暑热症、泻痢、流感、皮肤肿毒。

Medicinal materials .4

连翘 *Data*

★ 别名
黄花条、连壳、青翘。

◆ 性味
性寒，味苦、微辛。

▲ 功效
清热解毒、散结消肿、平喘止咳。

● 主治
热病初起、风热感冒、咽喉肿痛、斑疹。

续断散茶

XuDuanSanCha

Point 祛寒止痛 强筋壮骨

☕ **茶疗功效**

本茶中的续断可缓解治疗小便频数、腰背酸疼、足膝无力；牛膝具有镇痛、扩张下肢血管、抗炎消肿的作用。

🤲 **健康叮咛**

本茶适合患有肝肾亏虚、腰膝酸痛、足软无力等症者饮用。但脾虚泄泻、月经过多者以及孕妇不宜服用。

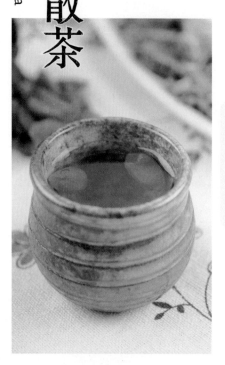

主要材料	做法用法
A 续断···30克 牛膝···30克 B 枸杞子···5克 蜂蜜···适量	1. 将续断、牛膝、枸杞子放入锅中，用水煎煮。 2. 用茶漏滤取药汁液，放入适量蜂蜜，即可饮用。 3. 每日1剂，不拘时，代茶饮。

Medicinal materials .1

续断 *Data*

别名／川断、龙豆。

性味／性微温，味苦。

功效／补肝益肾。

主治／腰背酸痛、肢节痠痹、跌扑创伤。

Medicinal materials .2

牛膝 *Data*

★ 别名
百倍、铁牛膝、杜牛膝。

◆ 性味
性平，味甘、微苦、酸。

▲ 功效
补肝肾、强筋骨、活血通经、利尿通淋。

● 主治
腰膝酸痛、下肢痠软、跌打损伤、咽喉肿痛。

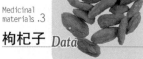

Medicinal materials .3

枸杞子 *Data*

★ 别名
枸杞、苟起子、枸杞红实。

◆ 性味
性平，味甘。

▲ 功效
养肝润肺、滋补肝肾、益精明目、强身健体。

● 主治
虚劳精亏、腰膝酸痛、眩晕耳鸣、咳嗽。

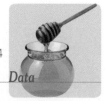

Medicinal materials .4

蜂蜜 *Data*

★ 别名
岩蜜、石蜜、石饴。

◆ 性味
性平，味甘。

▲ 功效
保护肝脏、补充体力、消除疲劳、抑菌杀菌。

● 主治
便秘、皮肤暗黄、失眠、贫血、神经系统疾病。

☕ 茶疗功效

本茶中的地骨皮有明显的解热、降压等作用；石膏能缓解因头痛而引起的不适。

💒 健康叮咛

本茶适合患有三叉神经痛、血管紧张性头痛、梅尼埃病等症者饮用。但脾胃虚寒、血虚之人及孕妇不宜服用。

Point

疏通筋骨 祛风止痛

DiGuCha

地骨茶

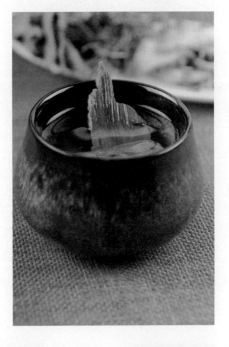

主要材料	做法用法
A 地骨皮···60克 生石膏···60克 B 荆芥穗···10克 蜂蜜···适量	1. 将地骨皮、生石膏、荆芥穗共研细末。 2. 用热水冲泡药末，去渣取汁后，加入适量蜂蜜即可。 3. 每日1~2剂。

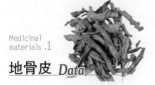

Medicinal materials .1

地骨皮 Data

别名/杞根、地骨。

性味/性寒，味苦。

功效/凉血除蒸。

主治/肺热咳喘、高血压、痈肿、恶疮。

Medicinal materials .2

荆芥穗 Data

★ 别名
香荆芥、假苏、荆芥。

◆ 性味
性微温，味辛。

▲ 功效
解表散风、透疹、止血化瘀、表热解毒。

● 主治
感冒、头痛、麻疹、风疹。

Medicinal materials .3

生石膏 Data

★ 别名
石膏、灰泥、细石。

◆ 性味
性寒，味辛、甘。

▲ 功效
解肌清热、除烦止渴、清热解毒、止渴止痛。

● 主治
口渴咽干、肺热喘急、胃火头痛、牙痛、发斑、发疹。

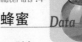

Medicinal materials .4

蜂蜜 Data

★ 别名
岩蜜、石蜜、石饴。

◆ 性味
性平，味甘。

▲ 功效
保护肝脏、补充体力、消除疲劳、抑菌杀菌。

● 主治
便秘、皮肤暗黄、失眠、贫血、神经系统疾病。

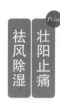

YinYangHuoCha

淫羊藿茶

祛风除湿　壮阳止痛　Point

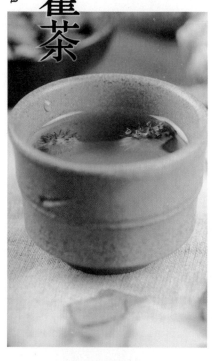

☕ 茶疗功效

本茶中的淫羊藿具有降压、抗炎等多种作用，能显著减轻蛋清样足肿胀程度，亦能降低组胺所致毛细血管通透性的增高，对脊髓灰质炎病毒具有显著的抑制作用等。

💚 健康叮咛

本茶适合患有肝肾亏虚、气血运行受阻、腰部酸痛、肢体麻木等症者饮用。但体质虚弱者及孕妇不宜服用。

主要材料

A｜淫羊藿···60克
｜川芎···60克

B｜生姜···6克
｜枸杞子···适量

做法用法

1. 将淫羊藿、川芎研成细末，备用；将生姜切成药末。
2. 将药末放入杯中，用水冲泡30分钟后，加入适量的枸杞子和生姜末。
3. 每日1剂，分数次饮完。

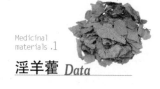

Medicinal materials .1

淫羊藿 *Data*

别名／刚前、仙灵脾。

性味／性温，味辛、甘。

功效／强身健体。

主治／阳痿遗精、筋骨痿软、风湿痹痛。

Medicinal materials .2

川芎 *Data*

★ 别名
山鞠穷、芎䓖、香果。

◆ 性味
性温，味辛。

▲ 功效
活血行步、祛风止痛、解郁通达。

● 主治
月经不调、头痛眩晕、跌打损伤、痈疽疮疡。

Medicinal materials .3

生姜 *Data*

★ 别名
姜。

◆ 性味
性温，味辛。

▲ 功效
开胃止呕、化痰止咳、发汗解表、清热解毒。

● 主治
外感风寒、鼻子不通气、流清鼻涕、腹痛。

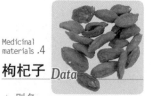

Medicinal materials .4

枸杞子 *Data*

★ 别名
枸杞、苟起子、枸杞红实。

◆ 性味
性平，味甘。

▲ 功效
养肝润肺、滋补肝肾、益精明目、强身健体。

● 主治
腰膝酸痛、眩晕耳鸣、目昏不明、虚劳咳嗽。

☕ 茶疗功效

本茶中的防风具有解热、抗炎、镇痛等作用；白芷能祛风、燥湿、止痛，且能起到缓解阳明一切头面诸疾，如头目昏痛、眉棱骨痛等症。

✚ 健康叮咛

本茶适合患有因风寒引起的头痛、偏头痛、内伤头痛等症者饮用。但患有阴虚血热者不宜服用。

散热止痛　祛风除湿　Point

防风羌活茶

FangFengQiangHuoCha

主要材料

A
防风···9克
羌活···9克
酒黄芩···3克

B
炙甘草···9克
蜂蜜···适量

做法用法

1. 将防风、羌活、酒黄芩、炙甘草研成粗末。
2. 将药末置于杯中，用开水冲泡20分钟后，加入适量蜂蜜。
3. 每日1剂，不拘时，代茶饮。

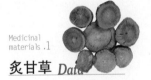

Medicinal materials .1
炙甘草 *Data*

别名/草根、红甘草、甘草。

性味/性平，味甘。

功效/补脾和胃。

主治/脾胃虚弱、倦怠乏力、心悸气短。

Medicinal materials .2
防风 *Data*

★ 别名
铜芸、百枝、屏风。

◆ 性味
性微温，味辛、甘。

▲ 功效
祛风解表、胜湿止痛、止痉定搐、发散风寒。

● 主治
外感表证、风疹瘙痒、风湿痹痛、破伤风。

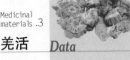

Medicinal materials .3
羌活 *Data*

★ 别名
羌青、羌滑、黑药。

◆ 性味
性温，味辛、苦。

▲ 功效
解表、祛风湿、止痛。

● 主治
外感风寒、头痛无汗、浮肿、表皮肿毒。

Medicinal materials .4
酒黄芩 *Data*

★ 别名
黄芩片。

◆ 性味
性寒，味苦。

▲ 功效
清热燥湿、泻火解毒、止血、安胎。

● 主治
湿热痞满、肺热咳嗽、高热烦渴、胎动不安。

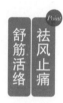

YiRenJiShengCha

薏仁寄生茶

祛风止痛

舒筋活络

Point

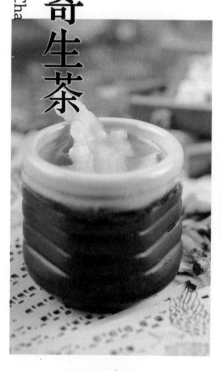

☕ 茶疗功效

本茶具有祛风止痛、舒筋活络、强身健体的功效。茶中的薏仁健脾补肺、清热利湿镇痛解热；桑寄生补肝肾、强筋骨、除风湿、通经络。

✛ 健康叮咛

本茶适宜患有关节疼痛、腰背疼痛者饮用，且可作为类风湿性关节炎、风湿性脊柱炎等病症之辅助治疗饮品饮用。但孕妇不宜饮用。

主要材料

A ┌ 薏仁···50克
  │ 桑寄生···20克
  └ 当归···10克

B ┌ 川续断···10克
  └ 蜂蜜···适量

做法用法

1. 将薏仁、桑寄生、当归、川续断研成粗末。
2. 将药末置于杯中，用水冲泡30分钟后，加入蜂蜜即可。
3. 每日1剂，不拘时，代茶饮。

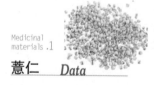

Medicinal materials .1

薏仁 *Data*

别名/薏苡仁、薏米。

性味/性凉，味甘、淡。

功效/健脾渗湿。

主治/治疗水肿、脚气、小便不利。

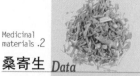

Medicinal materials .2

桑寄生 *Data*

★ 别名
桃树寄生、广寄生。

◆ 性味
性平，味苦、甘。

▲ 功效
补肝肾、强筋骨、祛风湿、安胎元。

● 主治
风湿痹痛、腰膝酸软、筋骨无力、胎动不安、高血压。

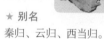

Medicinal materials .3

当归 *Data*

★ 别名
秦归、云归、西当归。

◆ 性味
性温，味甘、辛。

▲ 功效
延缓衰老、美容养颜、清热解毒、补血活血。

● 主治
月经不调、虚寒腹痛、肠燥便秘、跌扑损伤。

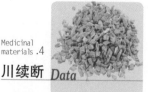

Medicinal materials .4

川续断 *Data*

★ 别名
川续断然。

◆ 性味
性微温，味苦、辛。

▲ 功效
强身健体、续筋接骨、活血祛瘀。

● 主治
补肝肾、强筋骨、活血散瘀、生肌止痛。

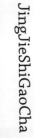

荆芥石膏茶

JingJieShiGaoCha

清利头目　祛风止痛　*Point*

☕ 茶疗功效

本茶具有清利头目、祛风止痛的功效。茶中的石膏能起到解肌清热、除烦、止渴的作用；荆芥能促使皮肤血液循环，增强汗腺分泌，解除肌肉痉挛。

✚ 健康叮咛

本茶适宜患有风热上攻、突发头痛，伴发热恶风、面红目赤、口渴者饮用。但脾胃虚寒及血虚、阴虚发热者忌服。

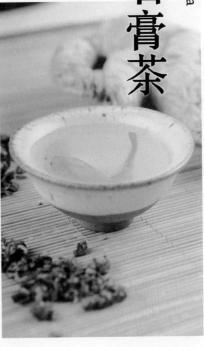

主要材料	做法用法
A ┌ 荆芥穗···30克 　└ 生石膏···30克 B ┌ 洞庭碧螺春···6克 　│ 生姜···6克 　└ 蜂蜜···适量	1. 将荆芥穗、生石膏共研细末；将生姜切丝。 2. 用水冲泡洞庭碧螺春，加入药末、生姜丝，冲泡15分钟后，加入蜂蜜即可。 3. 每日1剂，不拘时，代茶饮。

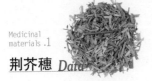

荆芥穗 *Data*

Medicinal materials .1

别名／香荆芥、假苏。

性味／性微温，味辛。

功效／解表散风。

主治／感冒、头痛、麻疹、风疹。

Medicinal materials .2

生石膏 *Data*

★ 别名
石膏、灰泥、细石。

◆ 性味
性寒，味辛甘。

▲ 功效
解肌清热、除烦止渴、清热解毒、止渴止痛。

● 主治
口渴咽干、肺热喘急、中暑自汗、胃火头痛、牙痛。

Medicinal materials .3

洞庭碧螺春 *Data*

★ 别名
碧螺春。

◆ 性味
性寒，味苦。

▲ 功效
止渴生津、清热消暑、解毒消食、祛风解表。

● 主治
心血管疾病、失眠、便秘、心绞痛、腹痛。

Medicinal materials .4

生姜 *Data*

★ 别名
姜。

◆ 性味
性温，味辛。

▲ 功效
开胃止呕、化痰止咳、发汗解表、清热解毒。

● 主治
外感风寒、鼻子不通气、流清鼻涕、肚子痛。

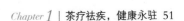

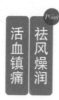

CeBaiCha

侧柏茶

活血镇痛　祛风燥润

🍵 茶疗功效

本茶中的侧柏叶可起到止血活血、祛风湿、散肿毒的作用；红花具有镇痛、抗炎的作用；羌活通畅血脉；当归利筋骨。

🤲 健康叮咛

本茶适宜患有关节炎、外伤性关节炎等症者饮用。但阴亏、气虚、尿频者及孕妇均不宜服用。

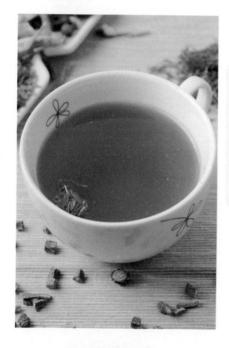

主要材料	做法用法
侧柏叶···15克 A 当归···6克 红花···6克 B 蜂蜜···适量 枸杞子···适量	1. 将侧柏叶、当归、红花研成粗末，备用。 2. 将药末置于杯中，用水冲泡30分钟后，加入适量蜂蜜和枸杞子。 3. 每日1剂。

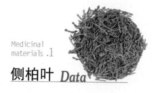

侧柏叶 *Data*

Medicinal materials .1

别名/柏叶、扁柏叶。
性味/性寒，味苦、涩。
功效/凉血止血。
主治/风湿痹痛、高血压、咳嗽。

Medicinal materials .2

当归 *Data*

★ 别名
秦归、云归、西当归。

◆ 性味
性温，味甘、辛。

▲ 功效
美容养颜、活血补血、抑菌杀菌。

● 主治
月经不调、闭经痛经、虚寒腹痛、肠燥便秘。

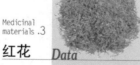

Medicinal materials .3

红花 *Data*

★ 别名
草红、刺红花。

◆ 性味
性温，味辛。

▲ 功效
活血通经、祛瘀止痛、抗氧化。

● 主治
胸痹心痛、跌打瘀肿、关节疼痛、中风瘫痪、斑疹紫暗。

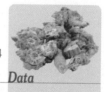

Medicinal materials .4

羌活 *Data*

★ 别名
羌青、羌滑、黑药。

◆ 性味
性温，味辛、苦。

▲ 功效
解表药、祛风湿药、止痛。

● 主治
外感风寒、头痛无汗、风水浮肿、表皮肿毒。

黄芩白芷茶

HuangQinBaiZhiCha

Point 祛风止痛 清热燥湿

茶疗功效

本茶中的黄芩具有抗菌杀菌、消炎的功效，主要用于缓解各种头痛；搭配同样善治眉棱骨痛的白芷，可起到增强本药茶燥湿镇痛的作用。

健康叮咛

本茶适宜患有三叉神经痛、湿热上蒸者饮用，且可用于中医辨证属湿热蕴痰的高血压所致的头痛、头晕。但脾胃虚寒者不宜服用。

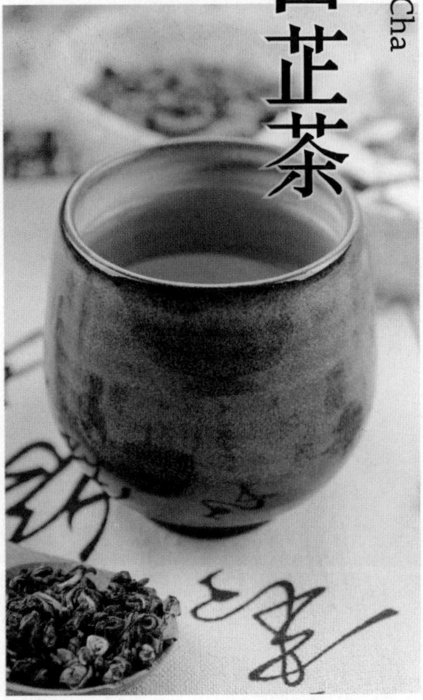

主要材料

A
- 黄芩···30克
- 白芷···30克

B
- 洞庭碧螺春···20克
- 蜂蜜···适量

做法用法

1. 将黄芩、白芷研成细末，备用。
2. 将药末置于杯中，加入洞庭碧螺春，用热水冲泡10分钟后，加入蜂蜜。
3. 分次代茶饮用，1日内饮完。

Medicinal materials .1

黄芩 Data

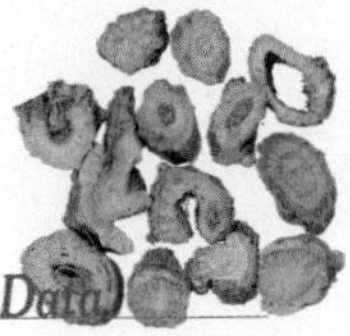

别名／山茶根、黄芩茶 。

性味／性寒，味苦。

功效／清热燥湿。

主治／中暑、胸闷呕恶、湿热痞满。

Medicinal materials .2

白芷 Data

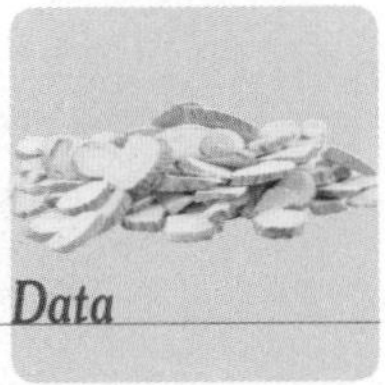

★ 别名

芳香、苻蓠、泽芬。

◆ 性味

性温，味辛。

▲ 功效

祛风湿、活血排脓、生肌止痛、清热抗炎。

● 主治

头痛、牙痛、肠风痔漏、赤白带下、痈疽疮疡。

Medicinal materials .3

洞庭碧螺春 Data

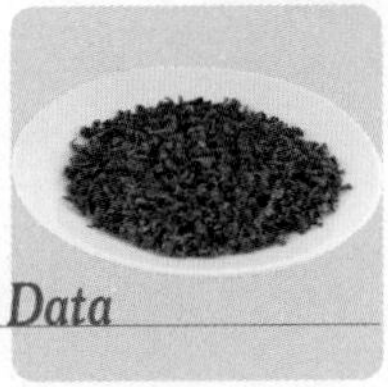

★ 别名

碧螺春。

◆ 性味

性寒，味苦。

▲ 功效

止渴生津、清热消暑、解毒消食、祛风解表。

● 主治

心血管疾病、失眠、便秘、心绞痛、腹痛。

Medicinal materials .4

蜂蜜 Data

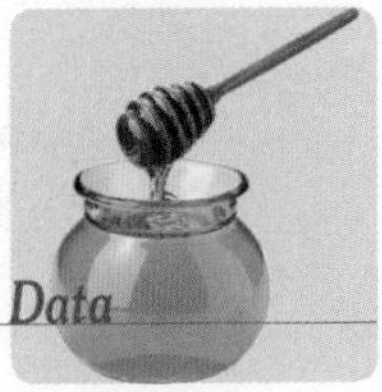

★ 别名

岩蜜、石蜜、石饴。

◆ 性味

性平，味甘。

▲ 功效

保护肝脏、补充体力、消除疲劳、抑菌杀菌。

● 主治

便秘、皮肤暗黄、失眠、贫血、神经系统疾病。

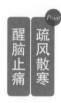

ChaDiaoSanCha

茶调散茶

醒脑止痛　疏风散寒　*Point*

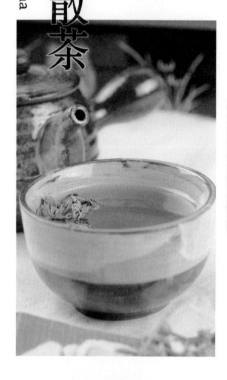

☕ 茶疗功效

本茶具有醒脑止痛、驱风散寒的功效。茶中的川芎行气开郁、活血止痛；白芷可缓解头痛；薄荷清利头目。

🫴 健康叮咛

本茶适宜患有偏正头痛、头昏目胀、感冒风邪、鼻塞声重者饮用。但患有胃溃疡者需餐后饮用。

主要材料	做法用法
川芎···30克 A 白芷···15克 洞庭碧螺春···9克 B 薄荷···9克 蜂蜜···适量	1. 将川芎、白芷、薄荷研成粗末，备用。 2. 将药末及洞庭碧螺春置于杯中，用水冲泡10分钟后，加入适量蜂蜜，即可饮用。 3. 每日1剂。

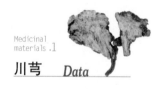

Medicinal materials .1

川芎 *Data*

别名/山鞠穷、芎䓖。

性味/性温，味辛。

功效/祛风活血。

主治/月经不调、胸胁疼痛。

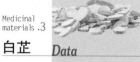

Medicinal materials .2

洞庭碧螺春 *Data*

★ 别名
碧螺春。

◆ 性味
性寒，味苦。

▲ 功效
止渴生津、清热消暑、解毒消食、祛风解表。

● 主治
心血管疾病、失眠、便秘、心绞痛、腹痛。

Medicinal materials .3

白芷 *Data*

★ 别名
芳香、苻蓠、泽芬。

◆ 性味
性温，味辛。

▲ 功效
祛风湿、活血排脓、生肌止痛、清热抗炎。

● 主治
头痛、牙痛、肠风痔漏、痈疽疮疡。

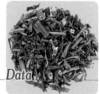

Medicinal materials .4

薄荷 *Data*

★ 别名
野薄荷、夜息香、南薄荷。

◆ 性味
性凉，味辛。

▲ 功效
疏散风热、清利头目、利咽透疹、疏肝行气。

● 主治
头痛、咽喉肿痛、食滞气胀、口疮、牙痛。

HuMaCha

胡麻茶

养血舒筋 ｜ 祛风燥湿 ｜ Point

☕ 茶疗功效

本茶中的芝麻能补肝肾、润五脏；白术可起到扶植脾胃、散湿除痹的作用；威灵仙能祛风湿、通经络。

🤲 健康叮咛

本茶适宜患有脾肾亏虚、腰痛、四肢软弱无力、四肢酸痛、麻木者饮用。但脾虚便溏者不宜服用。

主要材料

A ┌ 芝麻···100克
  └ 白术···100克

B ┌ 威灵仙···50克
  └ 蜂蜜···适量

做法用法

1. 将芝麻、白术、威灵仙研成粗末，备用。
2. 将药末置于杯中，用水冲泡15分钟后，加入适量蜂蜜，即可饮用。
3. 每日1剂，不拘时，代茶饮。

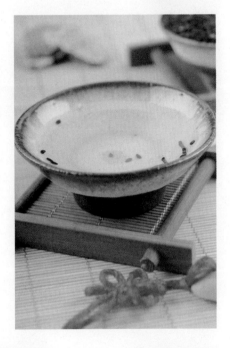

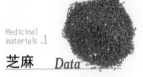

Medicinal materials .1

芝麻 Data

别名/土胡麻、黑芝麻。

性味/性温，味苦。

功效/补血明目。

主治/治疗头晕耳鸣、高血压、高血脂。

Medicinal materials .2

白术 Data

★ 别名
于术、冬术、冬白术。

◆ 性味
性温，味苦、甘。

▲ 功效
健脾益气、燥湿利水、止汗、安胎。

● 主治
脾虚食少、腹胀泄泻、痰饮眩悸、水肿、胎动不安。

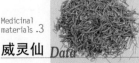

Medicinal materials .3

威灵仙 Data

★ 别名
铁脚威灵仙、百条根。

◆ 性味
性温，味辛。

▲ 功效
祛风除湿、通络止痛、消痰水、调解血脂。

● 主治
痛风顽痹、风湿痹痛、肢体麻木、腰膝冷痛、筋脉拘挛。

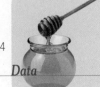

Medicinal materials .4

蜂蜜 Data

★ 别名
岩蜜、石蜜、石饴。

◆ 性味
性平，味甘。

▲ 功效
保护肝脏、补充体力、消除疲劳、抑菌杀菌。

● 主治
便秘、皮肤暗黄、失眠、贫血、神经系统疾病。

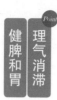

TiaoWeiCha

调胃茶

健脾和胃 | 理气消滞 | Point

☕ 茶疗功效

本茶具有理气消滞、健脾和胃的功效。且此茶中的陈皮具有开胃健脾的功效；藿香能祛除湿邪。

💊 健康叮咛

本茶适宜患有脾胃失健、肠胃不和、食欲不振者饮用。但阴血亏虚、五心烦热、口干者不宜饮用。

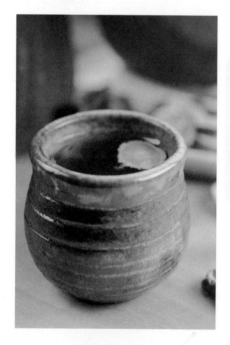

主要材料	做法用法
A { 陈皮···3克 厚朴···3克 藿香···3克	1. 将陈皮、厚朴、藿香、甘草研成粗末。 2. 将生姜切丝，与药末同放入杯中，用沸水冲泡15分钟后，即可饮用。
B { 甘草···2克 生姜···适量	3. 每日1剂。

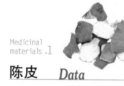

Medicinal materials .1

陈皮 *Data*

别名/橘皮、贵老。

性味/性温，味辛、苦。

功效/理气健脾。

主治/治疗脾胃气滞、腹痛。

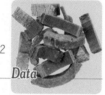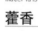

Medicinal materials .2

厚朴 *Data*

★ 别名
厚皮、重皮、赤朴。

◆ 性味
性温，味苦、辛。

▲ 功效
行气消积、燥湿除满、降逆平喘、止泻止吐。

● 主治
治疗食积气滞、腹胀便秘、脾胃不合、脘痞吐泻。

Medicinal materials .3

藿香 *Data*

★ 别名
兜娄婆香。

◆ 性味
性温，味辛。

▲ 功效
止呕消暖、止泄、发汗解表、清暑解郁。

● 主治
湿阻脾胃、湿温初起、发热恶寒、恶寒发热。

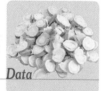

Medicinal materials .4

甘草 *Data*

★ 别名
粉甘草、甘草梢、甜根子。

◆ 性味
性平，味甘。

▲ 功效
补脾益气、清热解毒、祛痰止咳、缓急止痛。

● 主治
脾胃虚弱、倦怠乏力、心悸气短、咳嗽痰多。

XiaoShiCha

消食茶

消食化积

理气和胃

☕ 茶疗功效

本茶中的山楂有消积、化滞、行瘀的功效；陈皮、莱菔子具有理气和胃、醒脾消食的功效；茯苓健脾化湿，可增强本药茶的消化功效。

✚ 健康叮咛

本茶适宜患有大便不畅、食欲不振、舌苔厚腻者饮用。但大病后体质虚弱、舌淡苔净者不宜饮用。

主要材料	做法用法
山楂···20克 A 陈皮···10克 茯苓···10克 B 莱菔子···6克 蜂蜜···适量	1. 将山楂用小火炒至淡黄色，备用。 2. 陈皮切丝，茯苓、莱菔子研为细末；药末、陈皮丝、山楂一同放入杯中，用沸水冲泡10分钟后，加入适量蜂蜜，即可饮用。 3. 每日1剂，连续5~7天。

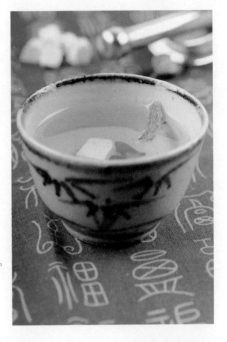

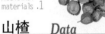

Medicinal materials .1

山楂 *Data*

别名/山里果、山里红。

性味/性微温，味酸、甘。

功效/开胃消食。

主治/腹胀痞满、肉食滞积、肠风下血。

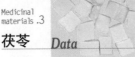

Medicinal materials .2

陈皮 *Data*

★ 别名
橘皮、贵老、红皮。

◆ 性味
性温，味辛、苦。

▲ 功效
理气健脾、燥湿化痰、和胃健脾、润肠通便。

● 主治
治疗脾胃气滞、腹部胀满及疼痛、消化不良。

Medicinal materials .3

茯苓 *Data*

★ 别名
云苓、松苓、茯灵。

◆ 性味
性平，味甘。

▲ 功效
渗湿利水、健脾和胃、宁心安神、止咳化痰。

● 主治
小便不利、水肿胀满、痰饮咳嗽、健忘。

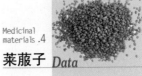

Medicinal materials .4

莱菔子 *Data*

★ 别名
萝卜子、萝白子、菜头子。

◆ 性味
性平，味辛、甘。

▲ 功效
消食除胀、降气化痰、清热滑肠、通肠润便。

● 主治
食欲不振、脘腹胀痛、大便秘结、积滞泻痢。

黄梅茶

HuangMeiCha

和胃消食　健脾理气 *Point*

☕ 茶疗功效

本茶中的黄梅是乌梅成熟的果实，性温，味酸而甘，具有抗菌、抗过敏、消食和胃的功效；紫苏子散寒理气。

✚ 健康叮咛

本茶适宜患有脾胃受寒、食欲不振、食积不消、嗳气频发作者饮用，也可作为夏季消暑解热饮品服用。但经常泛吐、胃酸者不宜饮服。

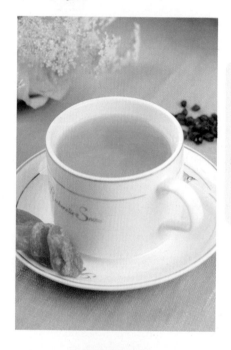

主要材料	做法用法
A 黄梅···100克 紫苏子···60克 B 生姜···5克 蜂蜜···适量	1. 将黄梅蒸熟去掉核，加入生姜末搅拌均匀。 2. 将调制好的黄梅肉与紫苏子一起放入杯中，用热水冲泡10分钟后，加入适量蜂蜜，即可饮用。 3. 每日1~2剂。

Medicinal materials .1

黄梅 *Data*

别名/酸梅、黄仔。

性味/性平，味酸、涩。

功效/敛肺涩肠。

主治/肺虚久咳、虚热烦渴。

Medicinal materials .2

生姜 *Data*

★ 别名
姜。

◆ 性味
性温，味辛。

▲ 功效
开胃止呕、化痰止咳、发汗解表、清热解毒。

● 主治
外感风寒、鼻子不通气、流清鼻涕、腹痛。

Medicinal materials .3

紫苏子 *Data*

★ 别名
苏子、黑苏子。

◆ 性味
性温，味辛。

▲ 功效
降气消痰、平喘润肠、润肺止咳。

● 主治
咳嗽气喘、风寒感冒、胎动不安、食蟹中毒。

Medicinal materials .4

蜂蜜 *Data*

★ 别名
岩蜜、石蜜、石饴。

◆ 性味
性平，味甘。

▲ 功效
保护肝脏、补充体力、消除疲劳、抑菌杀菌。

● 主治
便秘、皮肤暗黄、失眠、贫血、神经系统疾病。

JiangZhiNiuRuCha

姜汁牛乳茶

补益气血 | 润肤通肠

[主要材料]

Medicinal materials .1

韭菜 *Data*

A | 韭菜···50克
生姜···10克

B | 牛奶···适量
蜂蜜···适量

[做法用法]

1. 将生姜洗净，捣碎，压取汁；将韭菜洗净，切碎，加水压取汁。
2. 将姜汁、韭菜汁冲入牛奶中，煮沸后，加入适量蜂蜜，即可饮用。
3. 每日2剂，早、晚空腹温服。

☕ 茶疗功效

　　本茶中的牛奶性平，味甘，具有补虚损、益肺暖胃、生津润肠的作用。且牛奶加入生姜汁、韭菜汁，可起到补益气血、润肤通便的功效。

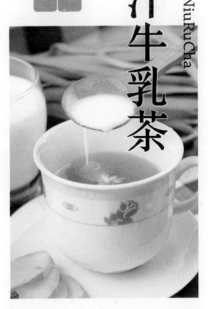

MuErZhiMaCha

木耳芝麻茶

润肠止血 | 润燥通便

Point

[主要材料]

Medicinal materials .1

黑木耳 *Data*

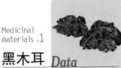

A | 黑木耳···60克
黑芝麻···15克

B | 生姜···6克
蜂蜜···适量

[做法用法]

1. 将黑木耳、黑芝麻各分成两份，一份炒熟，一份生用。
2. 用沸水冲泡15分钟后，加入适量蜂蜜。
3. 每日1~2剂，不拘时，代茶饮。

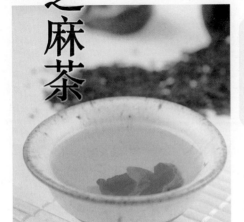

 茶疗功效

　　本茶中的黑木耳具有辅助治疗痔疮的作用；芝麻具有甘平滋补的功效，两药合用，既有凉血止血之力，又有润燥通便的功效。

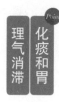

SiChenCha

四陈茶

理气消滞 化痰和胃

☕ 茶疗功效

本茶中的橘红具有散寒理气、燥湿化痰的作用；枳壳能破气、行痰、消积；洞庭碧螺春可对肠黏膜起收敛及保护作用，并减轻肠管炎症，使肠功能恢复正常。

🖐 健康叮咛

本茶适宜患有急性胃肠炎、胸闷心烦、消化不良者饮用。但脾胃虚弱、气虚者及孕妇不宜饮用。

主要材料	做法用法
A 橘红···10克 香橼···10克 枳壳···10克 B 洞庭碧螺春···10克 蜂蜜···适量	1. 将橘红、香橼、枳壳研成细末，备用。 2. 将药末与洞庭碧螺春置于杯中，用沸水冲泡30分钟后，加入适量的蜂蜜，即可饮用。 3. 每日2剂，不拘时，代茶饮。

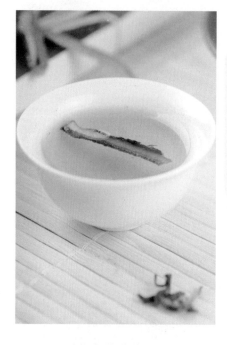

Medicinal materials .1

橘红 *Data*

别名／化州橘红、橘皮。

性味／性温，味辛、苦。

功效／利气消痰。

主治／风寒咳嗽、喉痒痰多、食积伤酒。

Medicinal materials .2

香橼 *Data*

★ 别名
枸橼、枸橼子。

◆ 性味
性温，味辛、苦、酸。

▲ 功效
理上焦之气、止呕止咳、健脾和胃。

● 主治
胸胁胀痛、咳嗽痰多、脘腹痞痛、食滞呕逆、水肿脚气。

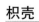

Medicinal materials .3

枳壳 *Data*

★ 别名
枳实。

◆ 性味
性微寒，味酸。

▲ 功效
理气宽中、行滞消胀、湿热泻痢、止咳平喘。

● 主治
治疗胸胁气滞、胀满疼痛、食积不化。

Medicinal materials .4

洞庭碧螺春 *Data*

★ 别名
碧螺春。

◆ 性味
性寒，味苦。

▲ 功效
止渴生津、清热消暑、解毒消食、祛风解表。

● 主治
心血管疾病、失眠、便秘、心绞痛、腹痛。

豆蔻藿香茶

DouKouHuoXiangCha

Point
行气消滞 | 开胃和中

☕ 茶疗功效

本茶中的白豆蔻具有芳香健胃的功效；藿香化湿和中；陈皮开胃健脾、理气化痰；生姜具有除痰湿的功效，还能缓解胃气不降而引起的打嗝不止及呕吐。

🤲 健康叮咛

本茶适宜患有气滞、消化不良、胸闷腹胀、打嗝反胃、大便不畅等症患者饮用。但胃火旺，口干唇燥、舌红少苔者忌用。

主要材料

A 藿香···10克
陈皮···10克
白豆蔻···6克

B 生姜···2片
蜂蜜···适量

做法用法

1. 将白豆蔻、藿香、陈皮研成粗末。
2. 将生姜切丝，与药末一同放入杯中，用沸水冲泡15分钟后，加入适量的蜂蜜，即可饮用。
3. 每日1剂，不拘时，代茶饮。

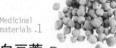
Medicinal materials .1
白豆蔻 Data

别名/多骨、壳蔻。
性味/性温，味辛。
功效/化湿行气。
主治/气滞、食滞、胸闷、腹胀。

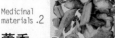
Medicinal materials .2
藿香 Data

★ 别名
兜娄婆香。
◆ 性味
性温，味辛。
▲ 功效
止呕消噎、止泄、发汗解表、清暑解郁。
● 主治
湿阻脾胃、脘腹胀满、湿温初起、发热恶寒。

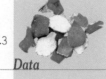
Medicinal materials .3
陈皮 Data

★ 别名
橘皮、贵老、红皮。
◆ 性味
性温，味辛、苦。
▲ 功效
理气健脾、燥湿化痰、和胃健脾、润肠通便。
● 主治
治疗脾胃不和腹痛、消化不良、健忘。

Medicinal materials .4
生姜 Data

★ 别名
姜。
◆ 性味
性温，味辛。
▲ 功效
开胃止呕、化痰止咳、发汗解表、清热解毒。
● 主治
外感风寒、鼻子不通气、流清鼻涕、腹痛。

ShanZhaCha

山楂茶

活血散瘀 | 消食化积 | Point

☕ 茶疗功效

本茶中的山楂具有消食化积、活血散瘀的功效。且常食山楂对产后瘀血腹痛、恶露不尽及瘀滞出血等症都可起到活血散瘀的作用。

✚ 健康叮咛

本茶适宜患有高血压、高脂血、脂肪肝、萎缩性胃炎、胆囊切除综合征等消化不良者饮用。但胃酸过多者不宜饮用。

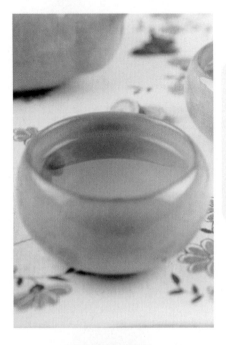

主要材料	做法用法
A ┌ 山楂···200克 　└ 甘草···5克 B ┌ 枸杞子···5克 　└ 蜂蜜···适量	1. 将山楂洗净，切细，晒干；将甘草研成粗末。 2. 将药末和山楂一同放入杯中，用沸水冲泡10分钟后，加入适量的枸杞子及蜂蜜，即可饮用。 3. 每日3~4剂，频代茶饮。

Medicinal materials .1

山楂 *Data*

别名／山里果、山里红。

性味／性微温，味酸、甘。

功效／开胃消食。

主治／肉食滞积、癥瘕积聚、腹胀痞满。

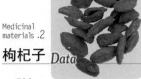

Medicinal materials .2

枸杞子 *Data*

★ 别名
枸杞、苟起子、枸杞红实。

◆ 性味
性平，味甘。

▲ 功效
养肝润肺、滋补肝肾、益精明目、强身健体。

● 主治
腰膝酸痛、眩晕耳鸣、虚劳咳嗽、虚劳精亏。

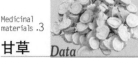

Medicinal materials .3

甘草 *Data*

★ 别名
粉甘草、甘草梢、甜根子。

◆ 性味
性平，味甘。

▲ 功效
补脾益气、清热解毒、祛痰止咳、缓急止痛。

● 主治
脾胃虚弱、倦怠乏力、心悸气短、咳嗽痰多。

Medicinal materials .4

蜂蜜 *Data*

★ 别名
岩蜜、石蜜、石饴。

◆ 性味
性平，味甘。

▲ 功效
保护肝脏、补充体力、消除疲劳、抑菌杀菌。

● 主治
便秘、皮肤暗黄、失眠、贫血、神经系统疾病。

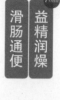

滑肠通便　益精润燥

润肠茶

RunChangCha

☕ 茶疗功效

本茶具有润肠通便、润燥除烦的功效。茶中的肉苁蓉养血润燥；沉香降气温中、暖肾纳气；肉苁蓉、火麻仁可辅助治疗老年人便秘等症。

✚ 健康叮咛

本茶适宜老人、体质虚弱及经常大便不通者饮用。但脾胃虚弱、食少便溏、口干烦渴、五心烦热者不宜服用。

主要材料

A
肉苁蓉···50克
火麻仁···10克

B
沉香···30克
蜂蜜···适量

做法用法

1. 将肉苁蓉、火麻仁、沉香研成粗末。
2. 将药末置于杯中，用沸水冲泡10分钟后，加入适量的蜂蜜，即可饮用。
3. 每日1剂，不拘时，代茶饮。

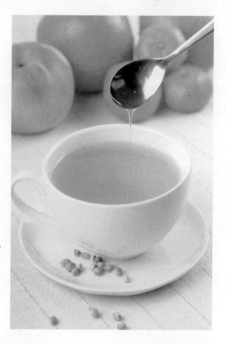

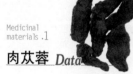

Medicinal materials .1

肉苁蓉 Data

别名/大芸、寸芸、苁蓉。

性味/性温，味甘、咸。

功效/润肠通便。

主治/腰膝酸软、筋骨无力、肠燥便秘。

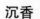

Medicinal materials .2

火麻仁 Data

★ 别名
大麻仁、火麻、线麻子。

◆ 性味
性平，味甘。

▲ 功效
润肠通便、解毒杀虫、润燥滑肠、滋养身体。

● 主治
血虚津亏、肠燥便秘、女性月经期间失血过多。

Medicinal materials .3

沉香 Data

★ 别名
蜜香、沉水香。

◆ 性味
性温，味辛、苦。

▲ 功效
降气温中、暖肾纳气、调理五脏、止吐止喘。

● 主治
气逆喘息、脘腹胀痛、腰膝虚冷。

Medicinal materials .4

蜂蜜 Data

★ 别名
岩蜜、石蜜、石饴。

◆ 性味
性平，味甘。

▲ 功效
保护肝脏、补充体力、消除疲劳、抑菌杀菌。

● 主治
便秘、皮肤暗黄、失眠、贫血、神经系统疾病。

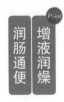

ZengYeCha

增液茶

润肠通便

增液润燥

Point

☕ 茶疗功效

本茶具有润肠通便、除烦祛燥的功效。茶中的玄参养阴生津；麦门冬增液润燥；生地黄养阴润燥。增液茶可起到养阴增液、润肠通便的功效。

✚ 健康叮咛

本茶适宜肠燥便秘、舌干红、手足发热者饮用。但体质虚寒、畏寒怕冷、手足不温、脾虚腹泻者不宜饮服。

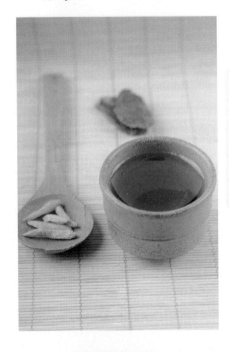

主要材料	做法用法
A 玄参···30克 麦门冬···24克 生地黄···24克 B 蜂蜜···适量 枸杞子···适量	1. 将玄参、麦门冬、生地黄研成粗末。 2. 将药末放入杯中，用沸水冲泡10分钟后，加入适量蜂蜜及枸杞子，即可饮用。 3. 每日1剂，不拘时，代茶饮。

Medicinal materials .1

玄参 *Data*

别名/元参、黑参。

性味/性微寒，味甘、苦。

功效/清热凉血。

主治/心烦、口渴、便秘。

Medicinal materials .2

麦门冬 *Data*

★ 别名
麦冬、不死药。

◆ 性味
性寒，味甘、微苦。

▲ 功效
滋阴润肺、益胃生津、清心除烦、止渴止咳。

● 主治
肺燥干咳、肺坏疽、阴虚劳嗽、津伤口渴。

Medicinal materials .3

生地黄 *Data*

★ 别名
地髓、原生地、干生地。

◆ 性味
性凉，味甘、苦。

▲ 功效
清热生津、滋阴养血、润燥利咽、止血抗炎。

● 主治
阴虚发热、月经不调、胎动不安、阴伤便秘。

Medicinal materials .4

蜂蜜 *Data*

★ 别名
岩蜜、石蜜、石饴。

◆ 性味
性平，味甘。

▲ 功效
保护肝脏、补充体力、消除疲劳、抑菌杀菌。

● 主治
便秘、皮肤暗黄、失眠、贫血、神经系统疾病。

ZhiMaCha

芝麻茶

补虚益胃　生津润燥 *Point*

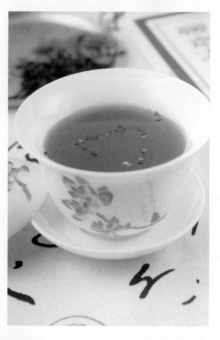

☕ 茶疗功效

本茶中的芝麻具有润肠通便、补血生津的作用；红茶具有清头目、除烦渴、消食、利尿的作用。

✚ 健康叮咛

本茶适宜老年人、产后、病后引起的便秘及痔疮大便不畅者饮用。但患有慢性胃炎、消化道溃疡者不宜饮用。

主要材料	做法用法
A 芝麻…30克 红茶…20克 B 盐…10克 枸杞子…5克	1. 将芝麻炒香，磨细，加入适量水、盐，搅拌成稀稠适度适中的芝麻酱。 2. 在杯中放入红茶，用开水冲泡5分钟后，倒入芝麻酱搅拌均匀，放入枸杞子即可饮用。 3. 每天1剂。

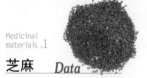

Medicinal materials .1
芝麻 *Data*

别名/胡麻、黑芝麻。
性味/性温，味苦。
功效/补血明目。
主治/身体虚弱、高血压、高血脂。

Medicinal materials .2
红茶 *Data*

★ 别名
乌茶。
◆ 性味
性温，味甘。
▲ 功效
利尿、消炎杀菌、提神消疲、强壮骨骼。
● 主治
肠胃不适、食欲不振、尿急浮肿。

Medicinal materials .3
枸杞子 *Data*

★ 别名
枸杞、苟起子、枸杞红实。
◆ 性味
性平，味甘。
▲ 功效
养肝润肺、滋补肝肾、益精明目、强身健体。
● 主治
腰膝酸痛、眩晕耳鸣、虚劳咳嗽、目昏不明。

Medicinal materials .4
盐 *Data*

★ 别名
食盐。
◆ 性味
性平、微凉，味咸。
▲ 功效
清热解毒、除烦解渴、止血化瘀。
● 主治
心腹胀痛、喉痛、牙痛、恶疮、毒虫螫伤。

QianJinWeiJingCha

千金苇茎茶

清肺化痰

消食宽膈

Point

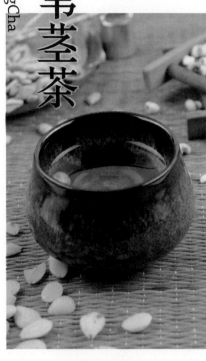

茶疗功效

本茶具有清热解毒、止咳化痰、消食和胃的功效。茶中的芦茎能缓解肺痛烦热；冬瓜仁祛脓排痰；薏仁清热利湿；桃仁活血祛瘀。

健康叮咛

本茶适宜患有肺痈病、肺脓肿、支气管扩张合并感染者饮用。但肺寒咳嗽、痰白质稀者不宜服用。

主要材料	做法用法
薏仁···20克 A 冬瓜仁···20克 桃仁···15克 B 芦茎···60克 蜂蜜···适量	1. 将薏仁、冬瓜仁、桃仁捣成粗末，用纱布包后，放入杯中。 2. 芦茎洗净，去节，切碎，用清水煎30分钟，取清汁。 3. 用药汁冲泡药末，盖闷15分钟后，加入适量蜂蜜，即可饮用。 4. 每天1剂，不拘时，代茶饮。

Medicinal materials .1

薏仁 *Data*

别名/薏苡仁、苡仁。

性味/性凉，味甘、淡。

功效/健脾渗湿。

主治/水肿、脚气、小便不利。

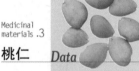

Medicinal materials .2

冬瓜仁 *Data*

★ 别名
白瓜子、瓜子、瓜瓣。

◆ 性味
性凉，味甘。

▲ 功效
清肺化痰、消痈排脓、开胃醒脾、抗炎消肿。

● 主治
痰热咳嗽、浮肿、白浊带下、肠胃不适。

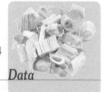

Medicinal materials .3

桃仁 *Data*

★ 别名
毛桃仁、扁桃仁、大桃仁。

◆ 性味
性平，味苦、甘。

▲ 功效
活血祛瘀、润肠通便、止咳平喘、调节血脂。

● 主治
经闭痛经、癥瘕痞块、跌扑损伤、肠燥便秘。

Medicinal materials .4

芦茎 *Data*

★ 别名
苇茎、嫩芦梗。

◆ 性味
性寒，味甘，无毒。

▲ 功效
清肺解毒、平喘止咳、消肿排脓。

● 主治
肺痈吐脓、肺热咳嗽、浮肿。

六安煎茶

LiuAnJianCha

降气止咳 | 健脾化痰 *Point*

Medicinal materials .1
白芥子 *Data*

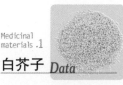

A
茯苓···6克
杏仁···6克
陈皮···4克
白芥子···3克

B
甘草···3克
生姜···3片

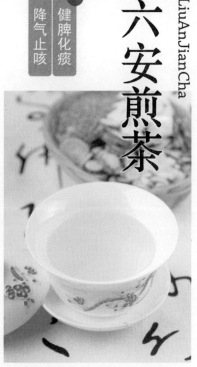

做法用法

1. 将茯苓、杏仁、甘草、白芥子、陈皮研成粗末。
2. 将生姜切丝，与药末一同放入杯中，用沸水冲泡10分钟，即可饮用。
3. 每天1剂。

☕ 茶疗功效

本茶具有健脾化痰、降气止咳的良好功效，对于寒痰咳嗽、痰气滞逆、痰质清稀、脘闷不畅、食欲不振等症均具有辅助治疗的作用。

杏仁蜜茶

XingRenMiCha

止咳平喘 | 宣降肺气 *Point*

主要材料

Medicinal materials .1
甘草 *Data*

A
苦杏仁···15克
甘草···5克
柠檬···2片

B
蜂蜜···适量
绿茶···适量

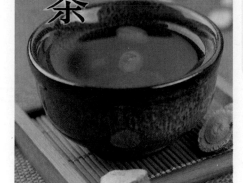

做法用法

1. 将苦杏仁捣碎，放入杯中，再加入柠檬、绿茶。
2. 用沸水冲泡15分钟后，加入蜂蜜，即可饮用。
3. 每日1剂，次数不限。

☕ 茶疗功效

本茶清香浓郁、甘甜爽口，具有宣降肺气、止咳平喘、清肺化痰的良好功效，对于慢性支气管炎、咳逆上气、痰少、咽燥舌干等症均具有良好的辅助治疗作用。

BaiBuShengJiangCha

百部生姜茶

Point 散寒宣肺

降逆止咳

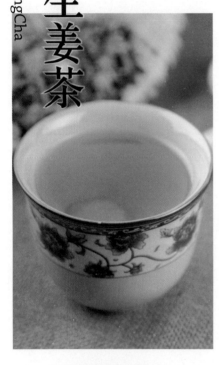

☕ 茶疗功效

本茶中的百部具有良好的止咳作用；生姜发散风寒、温肺和胃、止咳化痰。两药合用，对咳逆不止可起到辅助治疗的功效。

✚ 健康叮咛

本茶适宜患有风寒咳嗽、头痛、发热者饮用，且可作为百日咳初期的辅助治疗饮品。但痰湿盛者不宜饮用。

主要材料	做法用法
A ┌ 百部···3克 　└ 生姜···3克 B ┌ 洞庭碧螺春···2克 　└ 蜂蜜···适量	1. 将百部、生姜研成粗末。 2. 将药末置于杯中，加入绿茶，用热水冲泡10分钟后，加入适量的蜂蜜，即可饮用。 3. 每日3剂。

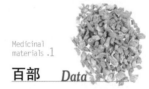

Medicinal materials .1

百部 *Data*

别名/百部草、婆妇草。

性味/性微温，味甘、苦。

功效/润肺止咳。

主治/新久咳嗽、肺痨咳嗽、百日咳。

Medicinal materials .2

生姜 *Data*

★ 别名
姜。

◆ 性味
性温甘，味辛。

▲ 功效
开胃止呕、化痰止咳、发汗解表、清热解毒。

● 主治
外感风寒、鼻子不通气、流清鼻涕、腹痛。

Medicinal materials .3

洞庭碧螺春 *Data*

★ 别名
碧螺春。

◆ 性味
性寒，味苦。

▲ 功效
止渴生津、清热消暑、解毒消食、祛风解表。

● 主治
心血管疾病、失眠、便秘、心绞痛、腹痛。

Medicinal materials .4

蜂蜜 *Data*

★ 别名
岩蜜、石蜜、石饴。

◆ 性味
性平，味甘。

▲ 功效
保护肝脏、补充体力、消除疲劳、抑菌杀菌。

● 主治
便秘、皮肤暗黄、失眠、贫血、神经系统疾病。

止咳化痰

SanFenCha

三分茶

降气宽肠 | 润肺止咳 | *Point*

☕ 茶疗功效

本茶具有平喘止咳、润肺除燥、降气宽肠的功效。且此茶中的荞麦性寒、味甘，具有降低血脂的功效，搭配洞庭碧螺春、蜂蜜可起到润肺止咳的功效。

健康叮咛

本茶适宜患有肺结核、肺炎、慢性支气管炎、慢性咽喉炎、咽喉肿痛者饮用。但脾虚腹泻者不宜饮用。

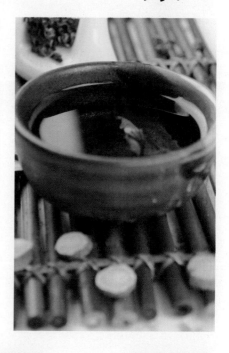

主要材料	做法用法
A 荞麦面···150克 甘草···10克 B 蜂蜜···5克 洞庭碧螺春···2克	1. 将洞庭碧螺春、甘草碾碎成细末，将绿茶末与荞麦面、蜂蜜调拌均匀。 2. 每次取20克，用沸水冲泡后，加入蜂蜜，即可饮用。 3. 每日1~2剂，代茶饮之。

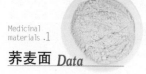

Medicinal materials .1
荞麦面 *Data*

别名/冷荞麦面。

性味/性平，味甘。

功效/宽肠降气

主治/高血压、高血脂。

Medicinal materials .2
甘草 *Data*

★ **别名**
粉甘草、甘草梢、甜根子。

◆ **性味**
性平，味甘。

▲ **功效**
补脾益气、清热解毒、祛痰止咳、缓急止痛。

● **主治**
脾胃虚弱、倦怠乏力、心悸气短、咳嗽痰多。

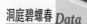

Medicinal materials .3
洞庭碧螺春 *Data*

★ **别名**
碧螺春。

◆ **性味**
性寒，味苦。

▲ **功效**
止渴生津、清热消暑、解毒消食、祛风解表。

● **主治**
心血管疾病、失眠、便秘、心绞痛、腹痛。

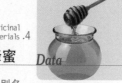

Medicinal materials .4
蜂蜜 *Data*

★ **别名**
岩蜜、石蜜、石饴。

◆ **性味**
性平，味甘。

▲ **功效**
保护肝脏、补充体力、消除疲劳、抑菌杀菌。

● **主治**
便秘、皮肤暗黄、失眠、贫血、神经系统疾病。

止咳平喘　益气敛肺　Point

参味苏梗茶

ShenWeiSuGengCha

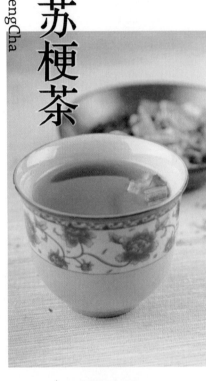

茶疗功效

本茶具有平喘止咳、益气生津的功效。茶中的苏梗具有理气、解郁、止痛的功效，还可疏利胸中气滞，使肺脾之气运行流畅；同时苏梗能防止五味子、人参的敛补太过，有碍痰湿的排泄。

健康叮咛

本茶适宜患有老年慢性咳喘、气急、胸闷脘痞、舌苔薄白不腻者饮用。但肥胖体质、湿痰素盛者不宜饮用。

主要材料	做法用法
A 人参···4克 五味子···4克 苏梗···3克 B 蜂蜜···适量	1. 人参切成薄片，苏梗切碎，与五味子共置杯中。 2. 用沸水适量冲泡15分钟后，加入适量的蜂蜜，即可饮用。 3. 每日1剂，不拘时，代茶饮。

Medicinal
materials .1

苏梗　*Data*

别名/紫苏梗。

性味/性温，味辛。

功效/理气宽中。

主治/胸膈痞闷、胃脘疼痛。

Medicinal
materials .2

人参　*Data*

★ 别名
山参、园参、人衔。

◆ 性味
性平，味甘、微苦。

▲ 功效
大补元气、复脉固脱、补脾益肺、生津止渴。

● 主治
劳伤虚损、食少、倦怠、反胃吐食、大便滑泄。

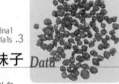

Medicinal
materials .3

五味子　*Data*

★ 别名
山花椒、秤砣子、面藤。

◆ 性味
性温，味酸、甘。

▲ 功效
收敛固涩、益气生津、补肾健脾、安心宁神。

● 主治
久嗽虚喘、遗尿尿频、久泻不止、自汗、盗汗。

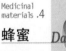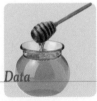

Medicinal
materials .4

蜂蜜　*Data*

★ 别名
岩蜜、石蜜、石饴。

◆ 性味
性平，味甘。

▲ 功效
保护肝脏、补充体力、消除疲劳、抑菌杀菌。

● 主治
便秘、皮肤暗黄、失眠、贫血、神经系统疾病。

百药煎茶

BaiYaoJianCha

散寒宣肺

降逆止咳

Point

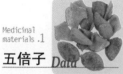

Medicinal materials .1

五倍子 Data

A 五倍子···300克
茶叶···60克

B 生姜···6克
蜂蜜···适量

做法用法

1. 将五倍子研成细末；将生姜切丝。
2. 将药末、生姜丝与茶叶一同放入杯中，用沸水冲泡10分钟后，加入适量的蜂蜜，即可饮用。
3. 每日1剂。

☕ 茶疗功效

《本草纲目》云："百药煎功与五倍子有异。但经酿造，其体轻虚，其性浮收，且味带余甘，治上焦心肺咳嗽，痰饮热渴诸病，含噙尤为相宜。"

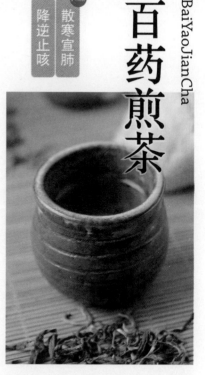

DongGuaMiCha

冬瓜蜜茶

止咳润燥

利水消痰

Point

主要材料

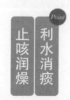

Medicinal materials .1

冬瓜皮 Data

A 冬瓜皮···15克
甘草···5克

B 枸杞子···2克
蜂蜜···适量

做法用法

1. 取经霜的冬瓜皮洗净，切细，置于杯中。
2. 用沸水冲泡15分钟后，去渣取汁，加入蜂蜜和枸杞子，即可饮用。
3. 每日1剂，分次代茶饮。

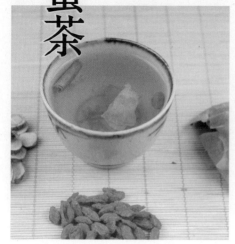

☕ 茶疗功效

本茶中的冬瓜皮具有利水消肿、消痰的作用，常用于辅助治疗水肿、咳嗽和表皮肿毒等症。

玄麦甘桔茶

利咽止咳 | 润肺化痰 | *Point*

☕ 茶疗功效

本茶中的玄参能滋阴降火、解斑毒、利咽喉、通便；麦冬能清肺热、补肺阴；桔梗宣肺止咳、化痰利咽；甘草清热益气。

✛ 健康叮咛

本茶适宜患有痰少而黏、盗汗、口渴咽干者饮用。但患有痰多色白、感冒咳嗽者不宜饮用。

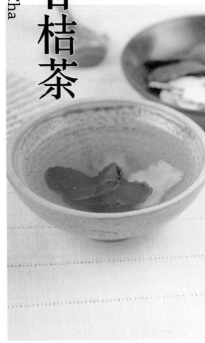

主要材料	做法用法
玄参···5克 A 麦门冬···5克 桔梗···3克 B 甘草···2克 蜂蜜···适量	1. 将玄参、麦门冬、桔梗、甘草研成粗末。 2. 将药末放入杯中，用沸水冲泡10分钟后，加入适量蜂蜜，即可饮用。 3. 每日2剂。

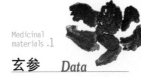

Medicinal materials .1

玄参 *Data*

别名/元参、黑参。

性味/性微寒，味甘、苦。

功效/清热凉血。

主治/心烦、口渴、津伤便秘。

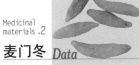

Medicinal materials .2

麦门冬 *Data*

★ 别名
麦冬、不死药。

◆ 性味
性寒，味甘、微苦。

▲ 功效
滋阴润肺、益胃生津、清心除烦、止咳止渴。

● 主治
肺燥干咳、阴虚劳嗽、心烦失眠、津伤口渴。

Medicinal materials .3

桔梗 *Data*

★ 别名
包袱花、铃铛花、僧帽花。

◆ 性味
性微温，味苦、辛。

▲ 功效
宣肺利咽、祛痰补血、调和五脏。

● 主治
咳嗽痰多、咽喉肿痛、肺痈吐脓、胸满胁痛。

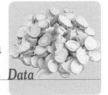

Medicinal materials .4

甘草 *Data*

★ 别名
粉甘草、甘草梢、甜根子。

◆ 性味
性平，味甘。

▲ 功效
补脾益气、清热解毒、祛痰止咳、缓急止痛。

● 主治
脾胃虚弱、倦怠乏力、心悸气短、咳嗽痰多。

桔梗茶 *JieGengCha*

清热利咽 化痰止咳

主要材料

Medicinal materials .1
桔梗 *Data*

A 桔梗···100克
甘草···100克

B 枸杞子···5克
蜂蜜···适量

做法用法

1. 将桔梗、甘草研成粗末。
2. 将药末和枸杞子放入杯中，用热水冲泡10分钟后，加入适量蜂蜜，即可饮用。
3. 每日2剂。

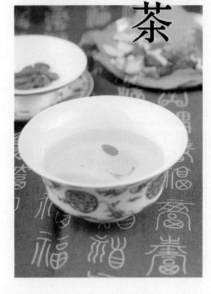

茶疗功效

本茶中的桔梗具有祛痰、利咽、排脓的功效，且能使呼吸道黏液分泌量显著增加。同时，搭配甘草可起到显著的镇咳作用。

款冬花茶 *KuanDongHuaCha*

宣肺下气 止咳化痰
Point

主要材料

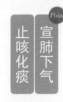

Medicinal materials .1
款冬花 *Data*

A 款冬花···9克
甘草···5克

B 枸杞子···5克
蜂蜜···适量

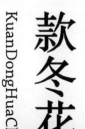

做法用法

1. 将款冬花、甘草放入瓶中，以沸水冲泡10分钟。
2. 将药汁去渣取汁后，加入适量蜂蜜及枸杞子，即可饮用。
3. 代茶饮用，1日内分数次饮完。

茶疗功效

本茶中的款冬花具有镇咳祛痰、解除支气管痉挛、兴奋呼吸的作用，且也可缓解因急慢性支气管炎引起的咳嗽痰喘等症。

ZhuLiCha

竹沥茶

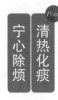

宁心除烦 | 清热化痰

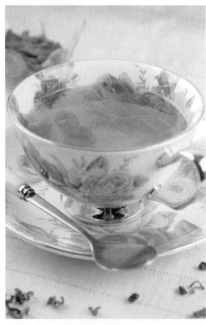

☕ 茶疗功效

本茶中的竹沥具有清化热痰的作用，可以辅助治疗烦闷消渴、支气管扩张、支气管炎、肺炎等疾病引起的咳嗽等症。

✚ 健康叮咛

本茶适合患有咳嗽喘促、舌苔黄腻、小儿惊风者饮用。大便溏泄、寒性咳嗽者不宜饮用。

主要材料

A
竹沥···10克
洞庭碧螺春···5克

B
枸杞子···3克
蜂蜜···适量

做法用法

1. 取鲜竹竿中部用火烤，流出液汁即为竹沥。

2. 将竹沥、绿茶、枸杞子一同置于杯中，用温水冲泡10分钟后，加入适量蜂蜜，即可饮用。

3. 每日2剂，不拘时，代茶饮。

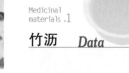

Medicinal materials .1

竹沥 *Data*

别名/竹汁、竹油。

性味/性凉，味甘、淡。

功效/清热滑痰。

主治/中风痰迷、惊风、破伤风。

Medicinal materials .2

洞庭碧螺春 *Data*

★ 别名
碧螺春。

◆ 性味
性寒，味苦。

▲ 功效
止渴生津、清热消暑、解毒消食、祛风解表。

● 主治
心血管疾病、失眠、便秘、心绞痛、腹痛。

Medicinal materials .3

枸杞子 *Data*

★ 别名
枸杞、苟起子、枸杞红实。

◆ 性味
性平，味甘。

▲ 功效
养肝润肺、滋补肝肾、益精明目、强身健体。

● 主治
虚劳精亏、腰膝酸痛、眩晕耳鸣、目昏不明、虚劳咳嗽。

Medicinal materials .4

蜂蜜 *Data*

★ 别名
岩蜜、石蜜、石饴。

◆ 性味
性平，味甘。

▲ 功效
保护肝脏、补充体力、消除疲劳、抑菌杀菌。

● 主治
便秘、皮肤暗黄、失眠、贫血、神经系统疾病。

☕ 茶疗功效

本茶中的丝瓜花可起到清肺热、消痰下气、止咽喉疼的作用；捣汁可外用，可辅助治疗红肿热毒疮、痔疮、外伤出血等症。

✚ 健康叮咛

本茶适宜患有肺热喘咳、口干者饮用。但肺寒咳嗽、痰多清稀、大便溏泄、脾虚者不宜饮用。

Point
降气止咳 | 清肺化痰

丝瓜花蜜茶
SiGuaHuaMiCha

主要材料	做法用法

A
丝瓜花···20克
枸杞子···5克

B
蜂蜜···3克
甘草···3克

1. 将丝瓜花洗净；将丝瓜花、枸杞子、甘草放入杯中。
2. 用沸水冲泡15分钟后，加入蜂蜜，即可饮用。
3. 每日1~2剂，分2次饮用。

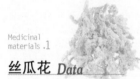

Medicinal
materials .1

丝瓜花 Data

别名/丝瓜花。

性味/性寒，味甘、苦。

功效/清热止咳。

主治/肺热咳嗽、咽痛、鼻窦炎、痔疮。

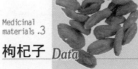

Medicinal
materials .2

甘草 Data

★ 别名
粉甘草、甘草梢、甜根子。

◆ 性味
性平，味甘。

▲ 功效
补脾益气、清热解毒、调和诸药、缓急止痛。

● 主治
脾胃虚弱、倦怠乏力、咳嗽痰多、表皮肿毒。

Medicinal
materials .3

枸杞子 Data

★ 别名
枸杞、苟起子、甜菜子。

◆ 性味
性平，味甘。

▲ 功效
养肝润肺、滋补肝肾、益精明目、强身健体。

● 主治
虚劳精亏、腰膝酸痛、眩晕耳鸣、目昏不明、虚劳咳嗽。

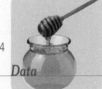

Medicinal
materials .4

蜂蜜 Data

★ 别名
岩蜜、石蜜、石饴。

◆ 性味
性平，味甘。

▲ 功效
保护肝脏、补充体力、消除疲劳、抑菌杀菌。

● 主治
便秘、皮肤暗黄、失眠、贫血、神经系统疾病。

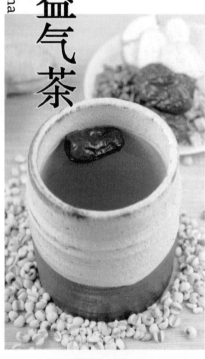

BuZhongYiQiCha

补中益气茶

升阳止泻　补中益气 *Point*

☕ 茶疗功效

本茶具有补血活血、益气生津、升阳止泻、且此茶中的黄芪搭配党参可起到补脾益气的功效；当归具有活血化瘀的功效。

🤲 健康叮咛

本茶适宜体倦肢软、少气懒言、面色苍白、大便稀溏者饮用。阴虚发热、盗汗以及内热炽盛、面红目赤者不宜服用。

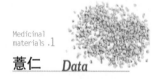

主要材料	做法用法
A 薏仁···25克 黄芪···10克 党参···10克 B 生姜···6克 当归···6克	1. 将薏仁、生姜洗净，备用。 2. 将薏仁、当归、黄芪、党参研成粗末；生姜切丝。 3. 将药末与生姜丝放入杯中，用热水冲泡10分钟，即可饮用。 4. 每天1剂。

Medicinal materials .1

薏仁 *Data*

别名/薏苡仁、苡仁。

性味/性凉，味甘、淡。

功效/健脾渗湿。

主治/水肿、脚气、小便不利。

Medicinal materials .2

黄芪 *Data*

★ 别名
棉芪、绵芪、绵黄芪。

◆ 性味
性微温，味甘。

▲ 功效
敛汗固脱、托疮生肌、利水消肿、益气固表。

● 主治
气虚乏力、中气下陷、便血崩漏、浮肿。

Medicinal materials .3

生姜 *Data*

★ 别名
姜。

◆ 性味
性温，味辛。

▲ 功效
开胃止呕、化痰止咳、发汗解表、清热解毒。

● 主治
外感风寒、鼻子不通气、流清鼻涕、腹痛。

Medicinal materials .4

党参 *Data*

★ 别名
防党参、黄参。

◆ 性味
性平，味甘、微酸。

▲ 功效
补中益气、健脾益肺、生津止喝、调节血脂。

● 主治
脾肺虚弱、气短心悸、食少便溏、内热消渴。

人参大枣茶

RenShenDaZaoCha

Point 补虚益气 养血和胃

☕ 茶疗功效

本茶具有补血活气、养胃健脾的功效。且此茶中的大枣具有补脾和胃、益气生津、调气养血的功效，因此人参大枣茶具有保护肝脏、增强体力的功效。

💊 健康叮咛

本茶适宜大失血后体质虚弱者饮用，也可作为慢性肝炎、贫血等慢性疾病的辅助食疗饮品。但脾胃湿热、舌苔黄腻者不宜服用。

主要材料	做法用法
A 红枣…10枚 人参…6克 B 生姜…5克 蜂蜜…适量	1. 将人参切成薄片；红枣去核；生姜切丝。 2. 将人参片、红枣、姜丝放入杯中，用沸水冲泡15分钟后，加入适量蜂蜜，即可饮用。 3. 每日1剂，代茶频饮。

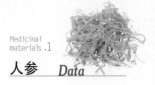

Medicinal materials .1

人参 Data

别名/山参、园参。

性味/性平，味甘、微苦。

功效/大补元气。

主治/劳伤虚损、厌食、倦怠。

Medicinal materials .2

红枣 Data

★ 别名
枣白蒲枣、别大枣、刺枣。

◆ 性味
性温，味甘。

▲ 功效
补中益气、养血安神、缓和药性、滋阴养颜。

● 主治
女性躁郁症、哭泣不安、心神不宁、脾胃虚弱、腹泻。

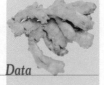

Medicinal materials .3

生姜 Data

★ 别名
姜。

◆ 性味
性温，味辛。

▲ 功效
开胃止呕、化痰止咳、发汗解表、清热解毒。

● 主治
外感风寒、鼻子不通气、流清鼻涕、腹痛。

Medicinal materials .4

蜂蜜 Data

★ 别名
岩蜜、石蜜、石饴。

◆ 性味
性平，味甘。

▲ 功效
保护肝脏、补充体力、消除疲劳、抑菌杀菌。

● 主治
便秘、皮肤暗黄、失眠、贫血、神经系统疾病。

WuFuYinCha

五福饮茶

滋养五脏　补血益气　*Point*

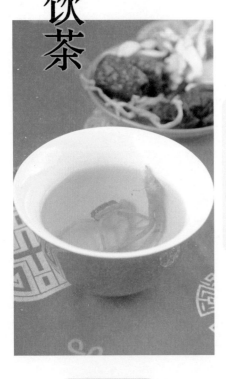

☕ 茶疗功效

本茶具有补血益气、调和五脏的功效。茶中的熟地黄补益肝肾，搭配当归可起到养血补血作用；人参大补元气、强壮振奋；白术健脾助气；甘草补气和中。

✚ 健康叮咛

本茶适宜五脏亏损、面色萎黄、神疲气短、懒言、心悸健忘、食欲不振者饮用。体质虚弱者不宜饮用。

主要材料	做法用法
熟地黄···9克 当归···9克 白术···6克 人参···6克 甘草···5克 生姜···5克	1. 将熟地黄、当归、人参、白术、甘草研成粗末。 2. 将生姜切丝，与药末一同放入杯中，用沸水冲泡20分钟后，取汁即可。 3. 每日1剂，不拘时，代茶饮。

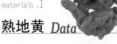

熟地黄 *Data*

别名/地黄。

性味/性温，味甘。

功效/补血滋润。

主治/血虚萎黄、眩晕心悸、月经不调。

Medicinal materials .2

当归 *Data*

★ 别名
秦归、云归、西当归。

◆ 性味
性温，味甘、辛。

▲ 功效
延缓衰老、美容养颜、补血活血、清热解毒。

● 主治
血虚萎黄、眩晕心悸、月经不调、虚寒腹痛。

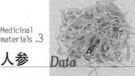

Medicinal materials .3

人参 *Data*

★ 别名
山参、园参、人衔。

◆ 性味
性平，味甘、微苦。

▲ 功效
大补元气、复脉固脱、补脾益肺、生津止渴。

● 主治
劳伤虚损、倦怠、反胃吐食、大便滑泄、虚咳喘促。

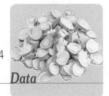

Medicinal materials .4

甘草 *Data*

★ 别名
粉甘草、甘草梢、甜根子。

◆ 性味
性平，味甘。

▲ 功效
补脾益气、清热解毒、祛痰止咳、调和诸药。

● 主治
脾胃虚弱、倦怠乏力、心悸气短、咳嗽痰多。

开郁香附茶

KaiYuXiangFuCha

清气开郁 | 调经止痛

【主要材料】

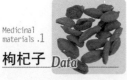

枸杞子 *Data*

Medicinal materials .1

A | 香附···200克
枸杞子···5克
甘草···5克

B | 生姜···3克
蜂蜜···适量

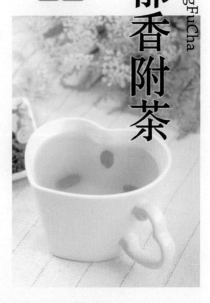

【做法用法】

1. 香附经醋炒后，研成粗末；生姜切丝。
2. 将香附末、枸杞子、甘草、生姜丝一同放入杯中，用沸水冲泡15分钟后，加入适量的蜂蜜，即可饮用。
3. 每日1～2剂，不拘时，代茶饮。

☕ 茶疗功效

　　本茶中的香附为莎草科植物莎草的根茎，具有理气开郁、止痛调经的功效，是妇科调经止痛的必备良药。

香附川芎茶

XiangFuChuanXiongCha

理气止痛 | 疏肝解郁

【主要材料】

川芎 *Data*

Medicinal materials .1

A | 香附子···120克
川芎···60克

B | 茶叶···6克
蜂蜜···适量

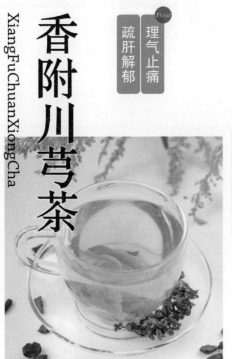

【做法用法】

1. 将川芎、香附子研成粗末。
2. 将药末放入杯中，用沸水冲泡10分钟后，去渣取汁，再用药汁冲泡茶叶，最后加入蜂蜜，即可饮用。
3. 每日1～2剂，不拘时，代茶饮。

☕ 茶疗功效

　　本茶中的香附具有理气解郁、止痛调经的功效，据药理研究，香附还具有镇痛、抗菌及松弛子宫平滑肌的作用。搭配行气开郁、活血止痛的川芎，以及降火除烦、开郁行气的茶叶，可收到理气止痛、疏肝解郁效果。

YuLingGaoCha

玉灵膏茶

安神益智 | 滋补气血 *Point*

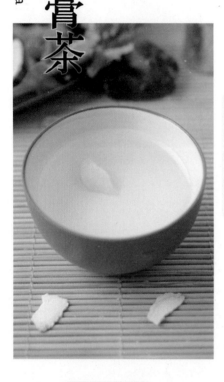

☕ 茶疗功效

本茶中的龙眼安神益智；西洋参益气养阴、生津止渴；龙眼肉与西洋参搭配，温而不燥，凉而不寒，是药食两用的滋补上品。

💗 健康叮咛

本茶适宜年迈体弱、神疲体倦、心悸怔忡、食欲不振者饮用。但胃口较差者不宜饮用。

主要材料	做法用法
A 龙眼···30克 西洋参···10克 B 枸杞子···5克 蜂蜜···适量	1. 将龙眼、西洋参、枸杞子置于杯中。 2. 用沸水冲泡15分钟后，加入适量蜂蜜，即可饮用。 3. 每日1~2剂。

Medicinal materials .1

龙眼 *Data*

别名/桂圆、益智。

性味/性平、味甘、淡。

功效/泻火解毒。

主治/感冒、疟疾、疔肿、痔疮。

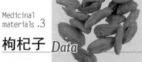

Medicinal materials .2

西洋参 *Data*

★ 别名
广东人参、花旗参。

◆ 性味
性寒，味甘、微苦。

▲ 功效
滋阴润肺、益胃生津、清心除烦、调节血脂。

● 主治
气虚阴亏、咳喘痰血、虚热烦倦、口燥咽干。

Medicinal materials .3

枸杞子 *Data*

★ 别名
枸杞、苟起子、枸杞红实。

◆ 性味
性平，味甘。

▲ 功效
养肝润肺、滋补肝肾、益精明目、强身健体。

● 主治
腰膝酸痛、眩晕耳鸣、血虚萎黄、内热消渴。

Medicinal materials .4

蜂蜜 *Data*

★ 别名
岩蜜、石蜜、石饴。

◆ 性味
性平，味甘。

▲ 功效
保护肝脏、补充体力、消除疲劳、抑菌杀菌。

● 主治
便秘、皮肤暗黄、失眠、贫血、神经系统疾病。

人参固本茶

RenShenGuBenCha

Point

益气养阴

扶正固本

☕ 茶疗功效

本茶具有扶正固本、益气养阴的功效。茶中的人参大补元气；天门冬、麦门冬补肺生津，可用于缓解咳嗽、咳痰等症；生地黄偏于补阴。

🏥 健康叮咛

本茶适宜津血不足、体瘦乏力、皮肤干燥、面色不华、精神不振、时有咽燥者饮用。咳喘有火气者不宜服用。

主要材料	做法用法
A 天门冬···12克 麦门冬···12克 生地黄···12克 人参···6克 B 蜂蜜···适量	1. 将天门冬、麦门冬、生地黄研成粗末；人参切片。 2. 将药末和人参片放入杯中，用沸水冲泡20分钟后，加入适量的蜂蜜，即可饮用。 3. 每日1剂，代茶频服。

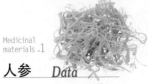

Medicinal materials .1

人参 *Data*

别名/山参、园参。

性味/性平，味甘、微苦。

功效/大补元气。

主治/劳伤虚损、厌食、倦怠。

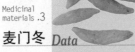

Medicinal materials .2

天门冬 *Data*

★ 别名
天冬、三百棒、丝冬。

◆ 性味
性平，味苦。

▲ 功效
养阴清热、润燥生津、止咳润喉、美容养颜。

● 主治
肺结核、支气管炎、白喉、百日咳、口燥咽干。

Medicinal materials .3

麦门冬 *Data*

★ 别名
麦冬、不死药。

◆ 性味
性寒，味甘、微苦。

▲ 功效
滋阴润肺、益胃生津、清心除烦、止咳止渴。

● 主治
肺燥干咳、阴虚劳嗽、津伤口渴、心烦失眠。

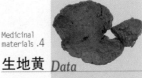

Medicinal materials .4

生地黄 *Data*

★ 别名
地髓、原生地、干生地。

◆ 性味
性凉，味甘、苦。

▲ 功效
清热生津、滋阴养血、生津润燥。

● 主治
阴虚发热、消渴、吐血、表皮出血、血崩、月经不调。

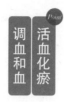

红蓝花茶

HongLanHuaCha

调血和血　活血化瘀

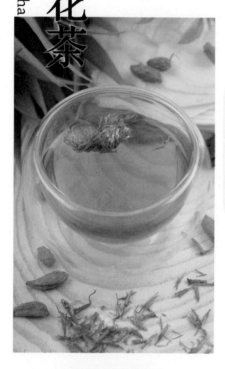

☕ 茶疗功效

本茶具有活血化瘀、调血和血的功效。茶中的红花可缓解因血烦血晕、神昏不语、恶露抢心、脐腹绞痛、难产等症而引起的不适。

✚ 健康叮咛

本茶适宜产后腹中刺痛、恶露不尽、胎衣不下、痛经者饮用。但血虚者不宜饮用。

主要材料	做法用法
A 红花…30克 生姜…6克 B 枸杞子…5克 黄酒…1克	1. 将生姜切丝，与枸杞子、红花一同放入杯中。 2. 用沸水冲泡10分钟后，兑入黄酒1克，即可饮用。 3. 每日1剂，不拘时，代茶饮。

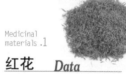

Medicinal materials .1

红花　*Data*

别名／草红、刺红花。

性味／性温，味辛。

功效／活血通经。

主治／经闭痛经、恶露不尽。

Medicinal materials .2

生姜　*Data*

★ 别名
姜。

◆ 性味
性温，味辛。

▲ 功效
开胃止呕、化痰止咳、发汗解表、清热解毒。

● 主治
外感风寒、鼻子不通气、流清鼻涕、腹痛。

Medicinal materials .3

枸杞子　*Data*

★ 别名
枸杞、苟起子、枸杞红实。

◆ 性味
性平，味甘。

▲ 功效
养肝润肺、滋补肝肾、益精明目、强身健体。

● 主治
腰膝酸痛、眩晕耳鸣、血虚萎黄、内热消渴。

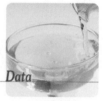

Medicinal materials .4

黄酒　*Data*

★ 别名
米酒。

◆ 性味
性温，味甘、辛。

▲ 功效
补血养颜、活血祛寒、通经活络、抵御寒冷。

● 主治
抵御寒冷刺激、预防感冒、强身健体。

☕ 茶疗功效

本茶中的玫瑰花具有柔肝醒胃、益气活血的功效。因其性温，阴虚重症不宜饮用。

♥ 健康叮咛

本茶适宜患有胃脘胀痛、月经不调、消化不良者饮用。但口渴、舌红少苔者不宜饮服。

活血止痛	疏肝和胃 Point

玫瑰花茶

MeiGuiHuaCha

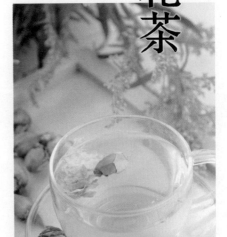

主要材料	做法用法

枸杞子···6克
A 益母草···6克
玫瑰花···6克

B 生姜···6克
蜂蜜···适量

1. 将生姜切丝；益母草研成粗末，备用。
2. 将枸杞子、玫瑰花、生姜丝、药末放入杯中，用沸水冲泡10分钟后，加入适量的蜂蜜，即可饮用。
3. 每日2~3剂。

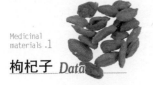

Medicinal materials .1

枸杞子 *Data*

别名/枸杞、苟起子。

性味/性平，味甘。

功效/养肝润肺。

主治/虚劳精亏、腰膝酸痛、眩晕耳鸣。

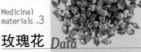

Medicinal materials .2

益母草 *Data*

★ 别名
益母、茺蔚、坤草。

◆ 性味
性凉，味辛、苦。

▲ 功效
补血活血、调经消水、清热解毒。

● 主治
月经不调、胎漏难产、产后血晕、瘀血腹痛。

Medicinal materials .3

玫瑰花 *Data*

★ 别名
徘徊花、刺客、穿心玫瑰。

◆ 性味
性温，味甘、微苦。

▲ 功效
行气解郁、补血活血、止痛调经。

● 主治
肝胃气痛、新久风痹、吐血咯血、月经不调。

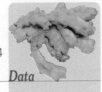

Medicinal materials .4

生姜 *Data*

★ 别名
姜。

◆ 性味
性温，味辛。

▲ 功效
开胃止呕、化痰止咳、发汗解表、清热解毒。

● 主治
外感风寒、鼻子不通气、流清鼻涕、腹痛。

ShengHuaCha

生化茶

温经止疼　活血祛瘀　Point

茶疗功效

本茶具有活血化瘀、温经止痛的功效。茶中的当归补血活血、祛瘀止痛；川芎活血行气；桃仁活血祛瘀；甘草补中益气、调和诸药。

健康叮咛

本茶适宜小腹冷痛、痛经、月经不畅者饮用。但产后发热而瘀滞者不宜服用。

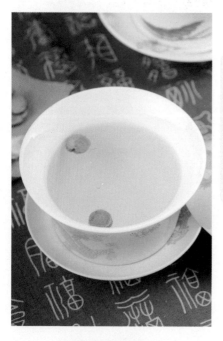

主要材料

A
当归···24克
川芎···9克
桃仁···6克

B
生姜···2克
甘草···2克
蜂蜜···适量

做法用法

1. 将当归、川芎、桃仁、甘草研成粗末；生姜切丝。
2. 将姜丝和药末同放入杯中，用热水冲泡15分钟后，加入适量蜂蜜，即可饮用。
3. 每日1剂，不拘时，代茶饮。

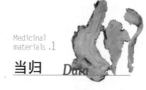

Medicinal materials .1

当归 *Data*

别名/秦归、云归。
性味/性温，味甘、辛。
功效/延缓衰老。
主治/补血活血、调经止痛、润肠通便。

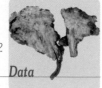

Medicinal materials .2

川芎 *Data*

★ 别名
山鞠穷、芎䓖、香果。

◆ 性味
性温，味辛。

▲ 功效
活血行气、祛风止痛、解郁通达。

● 主治
月经不调、癥瘕肿块、胸胁疼痛、头痛眩晕。

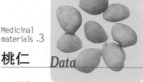

Medicinal materials .3

桃仁 *Data*

★ 别名
毛桃仁、扁桃仁、大桃仁。

◆ 性味
性平，味苦、甘。

▲ 功效
活血祛瘀、润肠通便、止咳平喘、调节血脂。

● 主治
闭经、痛经、跌扑损伤、肠燥便秘。

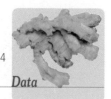

Medicinal materials .4

生姜 *Data*

★ 别名
姜。

◆ 性味
性温，味辛。

▲ 功效
开胃止呕、化痰止咳、发汗解表、清热解毒。

● 主治
外感风寒、鼻子不通气、流清鼻涕、腹痛。

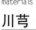

补血茶
BuXueCha

Point
补血和血
滋阴调经

茶疗功效

本茶中的熟地黄不仅能养血滋阴，而且有补精益髓的功效，是补血要药。与当归、黄芪同用，是调补肝肾、补血调经的基本配方。适用于血虚而又血行不畅的病症。

健康叮咛

本茶适宜月经不调、面色萎黄、心悸头晕者饮用。但胃虚弱、食少便溏者不宜饮用。

主要材料

A
黄芪···30克
熟地黄···12克
当归···6克

B
蜂蜜···适量

做法用法

1. 将当归、黄芪、熟地黄研成粗末，备用。
2. 将药末放入杯中，用沸水冲泡20分钟后，加入适量的蜂蜜，即可饮用。
3. 每日1剂。

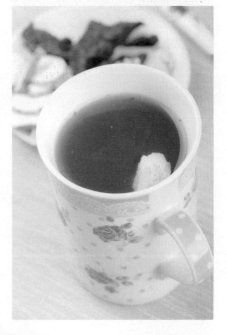

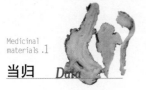

Medicinal materials .1
当归 *Data*

别名/秦归、云归。

性味/性温，味甘、辛。

功效/抗缺氧。

主治/补血活血、调经止痛、润肠通便。

Medicinal materials .2
黄芪 *Data*

★ 别名
棉芪、绵芪。

◆ 性味
性微温，味甘。

▲ 功效
益气固表、敛汗固脱、托疮生肌、利水消肿。

● 主治
气虚乏力、久泻脱肛、便血崩漏、表虚自汗。

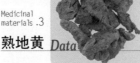

Medicinal materials .3
熟地黄 *Data*

★ 别名
地黄。

◆ 性味
性温，味甘。

▲ 功效
补血滋润、益精填髓、补肾益肝。

● 主治
血虚萎黄、眩晕心悸、月经不调、肝肾阴亏。

Medicinal materials .4
蜂蜜 *Data*

★ 别名
岩蜜、石蜜、石饴。

◆ 性味
性平，味甘。

▲ 功效
保护肝脏、补充体力、消除疲劳、抑菌杀菌。

● 主治
便秘、皮肤暗黄、失眠、贫血、神经系统疾病。

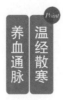

当归四逆茶

DangGuiSiNiCha

养血通脉　温经散寒 *Point*

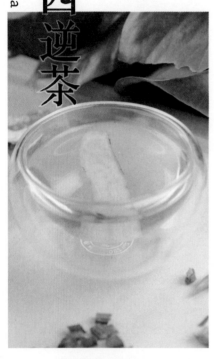

☕ 茶疗功效

本茶具有养血通脉、温经散寒的功效。茶中的桂枝、细辛具有散寒通脉的功效；当归、芍药养血和血；甘草、大枣甘缓益气，既可和胃，又能扶助正气，增强机体调节功能。

💠 健康叮咛

本茶适宜患有冻疮者饮用，且可作为血栓闭塞性脉管炎、雷诺病、小儿下肢麻痹等症之辅助治疗饮品。

主要材料	做法用法
A 当归···9克 桂枝···9克 白芍···9克 细辛···6克 B 炙甘草···5克 大枣···适量	1. 将当归、桂枝、白芍、细辛、炙甘草研为粗末。 2. 将药末、大枣放入杯中，用沸水冲泡10分钟后，加入蜂蜜，即可饮用。 3. 每日1剂，代茶频饮。

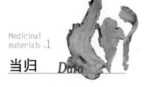

Medicinal materials .1

当归　*Data*

别名／秦归、西当归。

性味／性温，味甘、辛。

功效／延缓衰老。

主治／月经不调、虚寒腹痛、肠燥便秘。

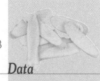

Medicinal materials .2

桂枝　*Data*

★ 别名
桂枝尖。

◆ 性味
性温，味辛、甘。

▲ 功效
发汗解肌、温经通脉、散寒止痛、助阳化气。

● 主治
盗汗、血液不通、感冒、体虚。

Medicinal materials .3

白芍　*Data*

★ 别名
白芍、杭芍、大白芍。

◆ 性味
性平，味苦。

▲ 功效
养血柔肝、缓中止痛、敛阴收汗、调节血脂。

● 主治
泻痢腹痛、自汗盗汗、阴虚发热、月经不调。

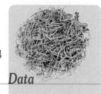

Medicinal materials .4

细辛　*Data*

★ 别名
小辛、细草、少辛。

◆ 性味
性温，味辛。

▲ 功效
解表散寒、祛风止痛、温肺化饮、止咳化痰。

● 主治
风冷头痛、牙痛、阴虚咳嗽、风湿痹痛。

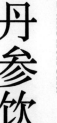

丹参饮

DanShenCha

行气止痛 | 活血祛瘀

Point

☕ 茶疗功效

本茶中的丹参具有缓解冠状动脉收缩及心肌收缩力的作用；檀香、砂仁可起到温中行气的作用。

🩺 健康叮咛

本茶适宜患有冠心病、心绞痛、心悸怔忡者饮用。但出血性疾病者及孕妇不宜饮用。

主要材料	做法用法
丹参···30克 A 檀香···5克 砂仁···5克 蜂蜜···适量 B 枸杞子···适量	1. 将丹参切片；将丹参、檀香、砂仁研为粗末备用。 2. 将药末、丹参片放入杯中，用开水冲泡15分钟后，加入适量的蜂蜜，即可饮用。 3. 每日1剂，不拘时，代茶饮。

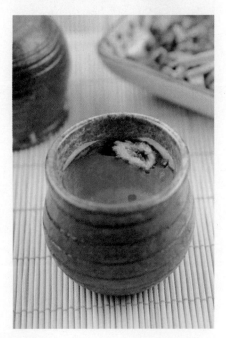

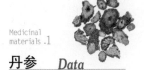

Medicinal materials .1

丹参 *Data*

别名／赤参、紫丹参。

性味／性微寒，味苦。

功效／活血调经。

主治／月经不调、心烦不眠、肝脾肿大。

Medicinal materials .2

檀香 *Data*

★ 别名
桐木、花桐木、蔷薇木。

◆ 性味
性平，味咸。

▲ 功效
消肿、止血、定痛。

● 主治
肿毒、金疮出血。

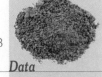

Medicinal materials .3

砂仁 *Data*

★ 别名
阳春砂、春砂仁、蜜砂仁。

◆ 性味
性温，味辛。

▲ 功效
化湿开郁、温脾止泻、理气安胎、益肾行气。

● 主治
湿浊中阻、脾胃虚寒、呕吐泄泻、胎动不安。

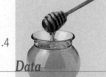

Medicinal materials .4

蜂蜜 *Data*

★ 别名
岩蜜、石蜜、石饴。

◆ 性味
性平，味甘。

▲ 功效
保护肝脏、补充体力、消除疲劳、抑菌杀菌。

● 主治
便秘、皮肤暗黄、失眠、贫血、神经系统疾病。

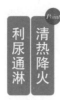

灯心草茶

DengXinCaoCha

利尿通淋 | 清热降火 | Point

☕ 茶疗功效

本茶中的灯心草清热润肺、通利小便；麦门冬养阴生津、清心除烦；甘草益气补中、清热解毒。

💊 健康叮咛

本茶适宜患有尿道感染、尿道结石、膀胱炎、失眠、口舌生疮者饮用。但小便清长者不宜服用。

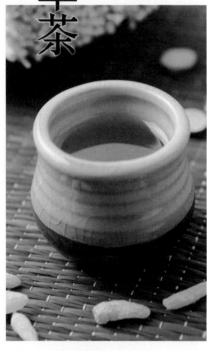

主要材料	做法用法
A 灯心草···10克 麦门冬···5克 B 甘草···2克 蜂蜜···适量	1. 将灯心草、麦门冬、甘草研成粗末。 2. 将药末放入杯中，用热水冲泡15分钟后，加入适量的蜂蜜，即可饮用。 3. 每日1剂，代茶温饮。

Medicinal materials .1
灯心草 Data

别名/蔺草、龙须草。

性味/性微寒，味甘、淡。

功效/清热利水。

主治/淋病、水肿、心烦不寐。

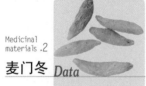

Medicinal materials .2
麦门冬 Data

★ 别名
麦冬、虋冬、不死药。

◆ 性味
性寒，味甘、微苦。

▲ 功效
滋阴润肺、益胃生津、清心除烦、止咳止渴。

● 主治
肺燥干咳、阴虚劳嗽、津伤口渴、心烦失眠。

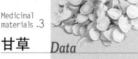

Medicinal materials .3
甘草 Data

★ 别名
粉甘草、甘草梢、甜根子。

◆ 性味
性平，味甘。

▲ 功效
补脾益气、清热解毒、祛痰止咳、缓急止痛。

● 主治
脾胃虚弱、倦怠乏力、咳嗽痰多、痈肿疮毒。

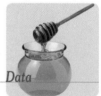

Medicinal materials .4
蜂蜜 Data

★ 别名
岩蜜、石蜜、石饴。

◆ 性味
性平，味甘。

▲ 功效
保护肝脏、补充体力、消除疲劳、抑菌杀菌。

● 主治
便秘、皮肤暗黄、失眠、贫血、神经系统疾病。

小麦茶

XiaoMaiCha

Point 润燥止渴 清热生津

主要材料

Medicinal materials .1

小麦 *Data*

A 小麦···50克
通草···9克

B 枸杞子···5克
蜂蜜···适量

做法用法

1. 将小麦先煮沸，备用。
2. 放入通草、枸杞子，用小火煮成浓汁后，去渣取汁，加入适量蜂蜜，即可饮用。
3. 每天1剂。

☕ **茶疗功效**

　　本茶中小麦是常用的主食，具有养心神、益肾气、敛虚汗的功效。通草具有清降利水的功效，且《沈氏尊生》中有通草汤治诸淋的记载。小麦和通草合用，清热通淋、润燥生津。

桑白皮茶

SangBaiPiCha

Point 泻肺平喘 利水消肿

主要材料

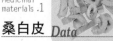

Medicinal materials .1

桑白皮 *Data*

A 桑白皮···30克
枸杞子···5克

B 甘草···5克
蜂蜜···适量

做法用法

1. 将桑白皮去皮，洗净，切成细块；甘草研成粗末。
2. 将桑白皮细块、甘草末、枸杞子放入杯中，用沸水冲泡15分钟后，加入适量蜂蜜，即可饮用。
3. 每日1剂，代茶频饮。

☕ **茶疗功效**

　　本茶中的桑白皮性寒，味甘、无毒。可辅助治疗肺气喘满、虚劳客热等症。桑白皮具有良好的利尿排毒的功效，在排尿的同时，也能排出较多的氧化钠，因此也具有调节血压的作用。

苓桂浮萍茶

LingGuiFuPingCha

疏风解表 利水消肿 Point

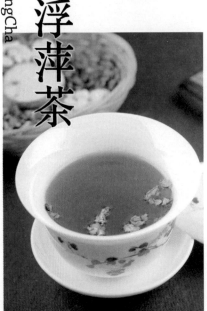

☕ 茶疗功效

本茶中的茯苓利水渗湿、健脾补中；泽泻有显著的利尿作用；桂枝发汗解表；浮萍具有发汗祛风、利水消肿的功效；杏仁宣肺止咳平喘；甘草清热解毒、缓和诸药。

✚ 健康叮咛

本茶不适宜患有慢性水肿者饮用。

主要材料	做法用法
A 茯苓···15克 浮萍···15克 杏仁···10克 桂枝···6克	1. 将茯苓、桂枝、浮萍、杏仁、甘草研成粗末。 2. 将药末放入杯中，用沸水冲泡15分钟后，加入适量蜂蜜，即可饮用。
B 甘草···6克 蜂蜜···适量	3. 每日1剂，代茶饮用。

Medicinal materials .1
茯苓 *Data*

别名/云苓、松苓。
性味/性平，味甘。
功效/渗湿利水。
主治/小便不利、水肿胀满、痰饮咳逆。

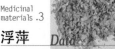

Medicinal materials .2
桂枝 *Data*

★ 别名
桂枝尖。

◆ 性味
性温，味辛、甘。

▲ 功效
发汗解肌、温经通脉、助阳化气、散寒止痛。

● 主治
血管收缩生快、烦热、盗汗、头痛、腹痛、惊厥。

Medicinal materials .3
浮萍 *Data*

★ 别名
水萍、水花、藻。

◆ 性味
性寒，味辛。

▲ 功效
发汗祛风、清热解毒、止痒除烦。

● 主治
斑疹不透、风热痛疹、皮肤瘙痒、水肿、闭经。

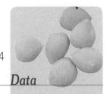

Medicinal materials .4
杏仁 *Data*

★ 别名
杏核仁、杏子、木落子。

◆ 性味
性温，味苦。

▲ 功效
宣肺止咳、降气平喘、润肠通便、杀虫解毒。

● 主治
咳嗽、喘促胸满、喉痹咽痛、肠燥便秘、虫毒疮疡。

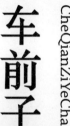

车前子叶茶
CheQianZiYeCha

利水利尿 ｜ 清热降压 *Point*

茶疗功效

本茶中的车前子、车前叶具有良好的利水利尿作用，且现代药理研究证明，车前子叶茶可增加水分、尿素、尿酸和氯化钠的排泄，具有明显的利尿和降压作用。

健康叮咛

本茶适宜患有高血压、慢性肾炎水肿、尿路感染引起的小便淋沥涩痛、肝火旺引起的眼睛肿痛者饮用。但脾胃虚寒者不宜饮用。

主要材料

A┌ 车前子···30克
 └ 车前叶···10克

B┌ 枸杞子···5克
 └ 蜂蜜···适量

做法用法

1. 将车前子、车前叶研成粗末，备用。
2. 将药末加水冲泡，去渣取汁后，加入适量的蜂蜜和枸杞子，即可饮用。
3. 每日1剂，不拘时，代茶饮。

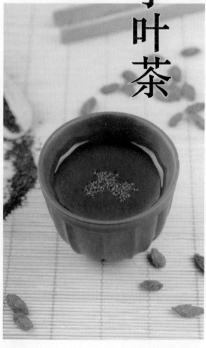

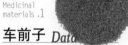

Medicinal materials .1
车前子 *Data*

别名/车前实、虾蟆衣子。
性味/性微寒，味甘、淡。
功效/清热利尿。
主治/小便不利、淋浊带下、水肿胀满。

Medicinal materials .2
车前叶 *Data*

★ 别名
车前菜、牛甜菜、田菠菜。

◆ 性味
性寒，味甘。

▲ 功效
清热利尿、清肝明目、祛痰止咳、渗湿止泻。

● 主治
暑热泄泻、怕光流泪、视物昏花、眼睛肿痛。

Medicinal materials .3
枸杞子 *Data*

★ 别名
枸杞、苟起子、枸杞红实。

◆ 性味
性平，味甘。

▲ 功效
养肝润肺、滋补肝肾、益精明目、强身健体。

● 主治
腰膝酸痛、眩晕耳鸣、血虚萎黄、内热消渴。

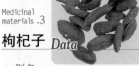

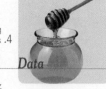

Medicinal materials .4
蜂蜜 *Data*

★ 别名
岩蜜、石蜜、石饴。

◆ 性味
性平，味甘。

▲ 功效
保护肝脏、补充体力、消除疲劳、抑菌杀菌。

● 主治
便秘、皮肤暗黄、失眠、贫血、神经系统疾病。

QiZiWuWeiCha

杞子五味茶

养阴生精 | 敛汗止汗 *Point*

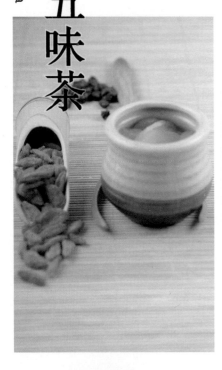

☕ 茶疗功效

本茶具有养阴生精、敛汗止汗的功效。茶中的五味子对中枢神经系统具有兴奋作用，能改善人的智力活动，提高工作效率。

✚ 健康叮咛

本茶适宜睡眠不安、记忆力减退等症者饮用，可作为慢性肝病、肺结核、糖尿病等症的辅助治疗饮品饮用。

主要材料	做法用法
A ┌ 枸杞子…20克 └ 五味子…9克 B ┌ 生姜…6克 └ 蜂蜜…适量	1. 将五味子研成粗末；生姜切丝，备用。 2. 将生姜丝、五味子末、枸杞子一同放入杯中，用沸水冲泡15分钟后，加入适量蜂蜜，即可饮用。 3. 每日1剂，不拘时，代茶饮。

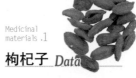

枸杞子 *Data*
Medicinal materials .1

别名／枸杞、苟起子。

性味／性平，味甘。

功效／养肝润肺。

主治／虚劳精亏、腰膝酸痛、眩晕耳鸣。

Medicinal materials .2
五味子 *Data*

★ 别名
山花椒、秤砣子、面藤。

◆ 性味
性温，味酸、甘。

▲ 功效
收敛固涩、益气生津、补肾健脾、安心安神。

● 主治
久嗽虚喘、久泻不止、内热消渴、心悸失眠。

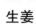

Medicinal materials .3
生姜 *Data*

★ 别名
姜。

◆ 性味
性温，味辛。

▲ 功效
开胃止呕、化痰止咳、发汗解表、清热解毒。

● 主治
外感风寒、鼻子不通气、流清鼻涕、腹痛。

Medicinal materials .4
蜂蜜 *Data*

★ 别名
岩蜜、石蜜、石饴。

◆ 性味
性平，味甘。

▲ 功效
保护肝脏、补充体力、消除疲劳、抑菌杀菌。

● 主治
便秘、皮肤暗黄、失眠、贫血、神经系统疾病。

柏叶茶

BaiYeCha

涩肠止痢　凉血止血

主要材料

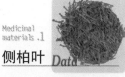

侧柏叶 *Data*

Medicinal materials .1

A 侧柏叶···10克
枸杞子···6克
B 生姜···5克
蜂蜜···适量

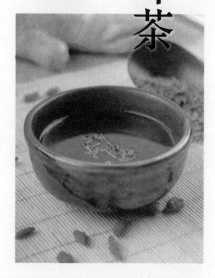

做法用法

1. 侧柏叶洗净，切碎；将生姜切丝。
2. 将侧柏叶末、生姜丝、枸杞子放入杯中，用热水冲泡10分钟后，加入适量蜂蜜，即可饮用。
3. 每日1剂，不拘时，代茶饮。

☕ 茶疗功效

本茶中的侧柏叶能凉血止血、涩肠止痢，用于缓解各种出血症。且侧柏叶的水煎液具有抑制金黄色葡萄球菌、痢疾杆菌、伤寒杆菌等病菌的作用。

金樱子茶

JinYingZiCha

涩肠止泻　固精缩尿

主要材料

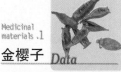

金樱子 *Data*

Medicinal materials .1

A 金樱子···300克
生姜···6克
B 枸杞子···5克
蜂蜜···适量

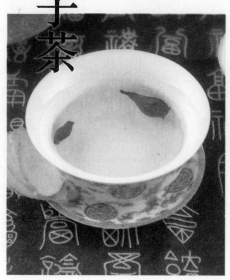

做法用法

1. 金樱子，去净子毛，捣碎；生姜切丝。
2. 将金樱子末、姜丝、枸杞子放入杯中，用沸水冲泡15分钟，加入适量的蜂蜜，即可饮用。
3. 每日1剂，代茶频饮。

☕ 茶疗功效

本茶中的金樱子为收涩药，尤能固精缩尿，具有收摄精气的作用，又能敛涩而止泻。《本草备要》说它"固精秘气，治梦泄遗精，泄痢便数"。临床上对于肾虚者一般强调补肾固本为主，而以收涩为辅，在门诊处方中常配入补肾药，以提高临床疗效。

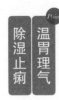

ChenAiYeCha

陈艾叶茶

除湿止痢 | 温胃理气 | Point

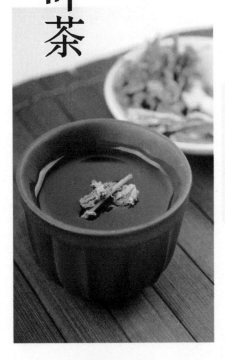

☕ 茶疗功效

本茶原名"香艾丸"，可治气痢腹痛、睡眠不安。艾叶煎剂对伤寒杆菌、副伤寒杆菌、痢疾杆菌、葡萄球菌等均有不同程度的抑制作用。

✤ 健康叮咛

本茶适宜大便夹有脓血、腹部冷痛、喜温喜按、小便清长、舌淡苔白等症者饮用。

主要材料	做法用法
A 陈艾叶···50克 陈皮···50克 B 生姜···6克 蜂蜜···适量	1.将陈艾叶、陈皮研成粗末；生姜切丝。 2.将药末、生姜丝放入杯中，用沸水冲泡15分钟后，加入适量蜂蜜，即可饮用。 3.每日1~2剂。

Medicinal materials .1

陈艾叶 Data

别名／艾蒿、杜艾叶。

性味／性温，味辛、苦。

功效／散寒止痛。

主治／少腹冷痛、经寒不调、宫冷不孕。

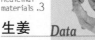

Medicinal materials .2

陈皮 Data

★ 别名
橘皮、黄橘皮。

◆ 性味
性温，味辛、苦。

▲ 功效
理气健脾、调中燥湿、化痰。

● 主治
消化不良、湿浊中阻所致胸闷腹胀、纳呆便溏。

Medicinal materials .3

生姜 Data

★ 别名
姜。

◆ 性味
性温，味辛。

▲ 功效
开胃止呕、化痰止咳、发汗解表、清热解毒。

● 主治
外感风寒、流清鼻涕、肚子痛、头痛发烧。

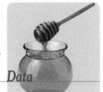

Medicinal materials .4

蜂蜜 Data

★ 别名
岩蜜、石蜜、石饴。

◆ 性味
性平，味甘。

▲ 功效
保护肝脏、补充体力、消除疲劳、抑菌杀菌。

● 主治
便秘、皮肤暗黄、失眠、贫血、神经系统疾病。

生脉饮

ShengMaiYin

益气生津

固表止汗

茶疗功效

本茶中的人参具有益气养身、生津止咳的功效；麦门冬养阴生津、清心除烦；五味子具有益气生津、固表止汗、敛肺止咳、益肾固精的功效。

健康叮咛

本茶适宜体倦气短、口渴多汗、脉虚弱、久咳气弱、口渴自汗者饮用。但患有急性感染性疾病者不宜饮用。

主要材料	做法用法
麦门冬…15克 A 人参…10克 五味子…10克 B 枸杞子…适量	1. 将麦门冬、五味子研成粗末；人参切片。 2. 将人参片、麦门冬及五味子药末、枸杞子放入杯中，用沸水冲泡10分钟，即可饮用。 3. 每日1剂，不拘时，代茶饮。

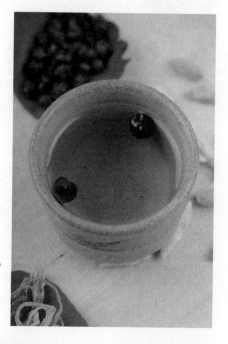

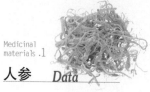

Medicinal materials .1

人参 *Data*

别名/山参、园参。

性味/性平，味甘、微苦。

功效/大补元气。

主治/劳伤虚损、厌食、倦怠。

Medicinal materials .2

麦门冬 *Data*

★ 别名
麦冬、羊冬、不死药。

◆ 性味
性寒，味甘、微苦。

▲ 功效
滋阴润肺、益胃生津、清心除烦、止渴止咳。

● 主治
肺燥干咳、阴虚劳嗽、津伤口渴、心烦失眠。

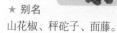

Medicinal materials .3

五味子 *Data*

★ 别名
山花椒、秤砣子、面藤。

◆ 性味
性温，味酸、甘。

▲ 功效
收敛固涩、益气生津、补肾健脾、安心宁神。

● 主治
久嗽虚喘、久泻不止、自汗、盗汗。

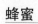

Medicinal materials .4

蜂蜜 *Data*

★ 别名
岩蜜、石蜜、石饴。

◆ 性味
性平，味甘。

▲ 功效
保护肝脏、补充体力、消除疲劳、抑菌杀菌。

● 主治
便秘、皮肤暗黄、失眠、贫血、神经系统疾病。

ShiLiuPiCha

石榴皮茶

止泻止痢 | 固涩止带

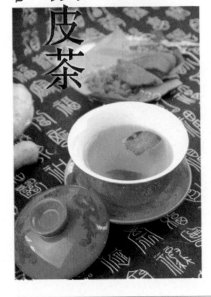

主要材料

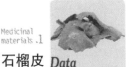

Medicinal materials .1

石榴皮 Data

A 石榴皮···30克
生姜···6克

B 枸杞子···5克
蜂蜜···适量

做法用法

1. 将石榴皮研成粗末；生姜切丝。
2. 将石榴皮末、生姜丝、枸杞子放入杯中，用沸水冲泡20分钟后，加入适量蜂蜜即可饮用。
3. 每日1剂，不拘时，代茶饮。

☕ 茶疗功效

　　本茶中的石榴皮是石榴科植物石榴的果皮，具有收敛止涩作用，临床常用于久泻久痢、脱肛下血及崩中带下。且石榴皮对金黄色葡萄球菌、溶血性链球菌、霍乱孤菌、多种肠道致病性杆菌、绿脓杆菌、结核杆菌均具有明显的抑制作用。

主要材料

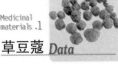

Medicinal materials .1

草豆蔻 Data

A 香菇···5克
草豆蔻···5克

B 茶叶···3克
蜂蜜···适量

XiangGuCha

香菇茶

Point

增进食欲 | 补胃健脾

做法用法

1. 将香菇、草豆蔻、茶叶置杯中。
2. 用沸水冲泡10分钟后，加入适量蜂蜜，即可饮用。
3. 每日1剂，不拘时，代茶饮。

茶疗功效

　　本茶具有补胃健脾、增进食欲的功效。茶中的草豆蔻具有化湿消痞、行气温中、开胃消食的功效，主要用于湿浊中阻、不思饮食、湿温初起、胸闷不饥、寒湿呕逆、食积不消等症。

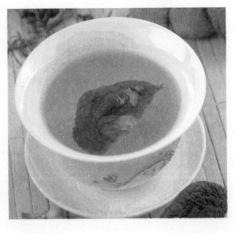

☕ 茶疗功效

本茶具有润燥通便、益气生津的功效。且此茶中的洞庭碧螺春具有止渴生津、祛风解表的功效；甘草具有补脾益气的功效；枸杞子具有养肝明目的功效；蜂蜜具有润肺、滋补肝肾、益精明目的功效。

♥ 健康叮咛

本茶适宜心烦、口渴、便秘、腹痛者饮用。但大便溏薄者不宜饮用。

主要材料	做法用法
A 甘草···5克 洞庭碧螺春···3克 B 枸杞子···3克 蜂蜜···适量	1. 洞庭碧螺春、枸杞子、甘草放入锅中。 2. 倒入沸水，冲泡10分钟后，加入适量蜂蜜即可饮用。 3. 每日1剂，分2次温服。

蜂蜜茶
FengMiCha

收敛固涩

Point
益气生津 润燥通便

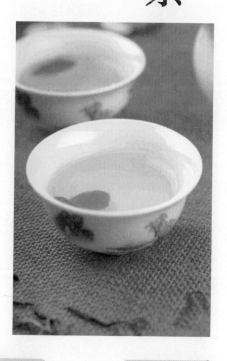

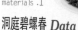

洞庭碧螺春 Data
Medicinal materials .1

别名/碧螺春。

性味/性寒，味苦。

功效/止渴生津。

主治/心血管疾病、失眠、便秘、心绞痛。

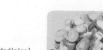

Medicinal materials .2

甘草 Data

★ **别名**
粉甘草、甘草梢、甜根子。

◆ **性味**
性平，味甘。

▲ **功效**
补脾益气、清热解毒、祛痰止咳、调和诸药。

● **主治**
脾胃虚弱、倦怠乏力、心悸气短、咳嗽痰多。

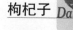
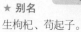

Medicinal materials .3

枸杞子 Data

★ **别名**
生枸杞、苟起子。

◆ **性味**
性平，味甘。

▲ **功效**
养肝润肺、滋补肝肾、益精明目、强身健体。

● **主治**
虚劳精亏、腰膝酸痛、眩晕耳鸣、贫血。

Medicinal materials .4

蜂蜜 Data

★ **别名**
岩蜜、石蜜、石饴。

◆ **性味**
性平，味甘。

▲ **功效**
保护肝脏、补充体力、消除疲劳、抑菌杀菌。

● **主治**
便秘、皮肤暗黄、失眠、贫血、神经系统疾病。

清热理气药茶药材速查

DingXiang
丁香

温中暖肾、
降逆止咳。

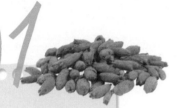

别名

洋丁香、母丁、母丁香。

性味

性温，味辛。

主治

咳嗽、呕吐、反胃、便秘、心腹冷
痛、疝气、癣症。

食用禁忌

热性病及阴虚体质者不宜食用。

JuHua
菊花

散风清热、
平肝明目。

别名

黄花、九花、女华。

性味

性微寒，味辛、甘、苦。

主治

风热感冒、头痛眩晕、头脚肿痛、眼
目昏花。

食用禁忌

气虚畏寒及腹泻者不宜食用。

BaiXianPi
白鲜皮

清热燥湿、
祛风止痒。

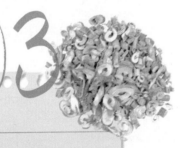

别名

白藓皮、八股牛、山牡丹、羊鲜草。

性味

性寒，味苦、咸。

主治

风热湿毒而引起的风疹、湿疹、皮肤
瘙痒、黄胆、气血凝滞。

食用禁忌

脾胃虚寒者不宜食用。

ChuanBeiMu
川贝母

清热润肺、
化痰止咳。

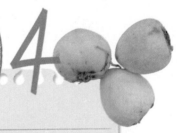

别名

贝母、川贝、贝壳母。

性味

性微寒，味甘、微苦。

主治

肺热燥咳、干咳少痰、阴虚劳嗽、咯
痰带血。

食用禁忌

脾胃虚寒及寒痰、湿痰者不宜食用。

灯心草 *DengXinCao* 05

利水通淋、
清心降火。

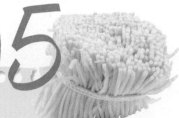

别名

葛草、龙须草、野席草、
马棕根、野马棕。

性味

性微寒，味甘、淡。

主治

水肿、小便不利、尿少涩痛、湿热黄
胆、心烦不寐、小儿夜啼、口舌生疮。

食用禁忌

小便不禁及虚寒者不宜食用。

木香 *MuXiang* 06

理气行气、
调和诸药。

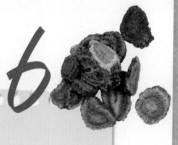

别名

蜜香、青木香、五香、五木香。

性味

性温，味苦、辛。

主治

呕吐不止、便秘、腹痛、支气管炎、
心脑血管疾病。

食用禁忌

脏腑燥热及胃气虚弱者不宜食用。

黄芩 *DingXiang* 07

清热燥湿、泻火
解毒、调节血
脂、凉血安胎。

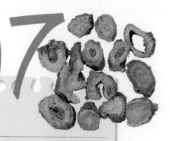

别名

山茶根、黄芩茶、土金茶根。

性味

性寒，味苦。

主治

上呼吸道感染、肺热咳嗽、湿热黄
胆、胎动不安、高血压、表皮肿痛。

食用禁忌

脾肺虚热及腹痛者不宜食用。

木瓜 *MuGua* 08

消暑解渴、
润肺止咳。

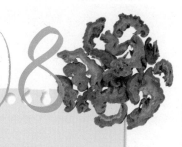

别名

番木瓜。

性味

性平、微寒，味甘。

主治

风湿痹痛、筋脉拘挛、脚气肿痛、腹
痛便秘、心烦失眠。

食用禁忌

孕妇及过敏体质者不宜食用。

CHAPTER 2

茶养五脏，益寿延年

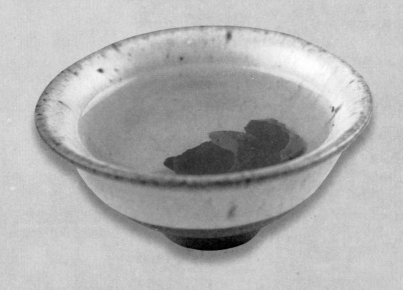

茶如人生，品其味，修其心，
饮茶者修身养性也。
修身养性者亦要强身健体，
才可达到调和五脏、延年益寿的效果。

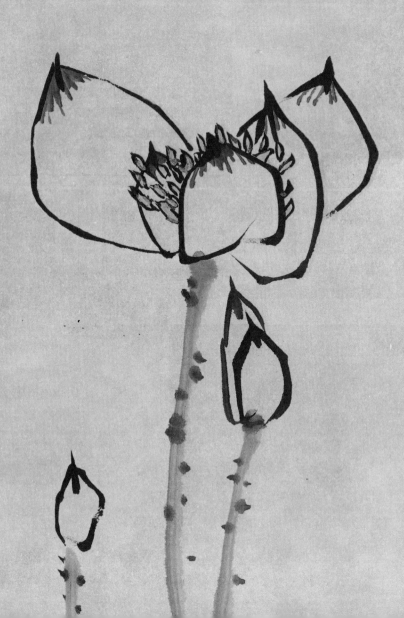

本章对应
五脏选取多种相关的药茶，
并以分布详解的形式，
分别介绍药茶的
主要功效及饮用宜忌，
便于读者按照
个人的需求选取药茶饮用。
药茶泡饮得当，
能调养五脏，
收到延年益寿的功效。

RenShenHuTaoCha

人参胡桃茶

纳气定喘

温补肺肾
Point

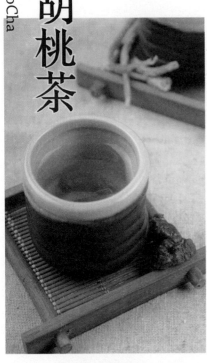

☕ 茶疗功效

本茶具有温中益气、补肺和肾的功效。茶中的胡桃肉补气养血、润燥化痰、温肺润肠，可缓解虚寒喘咳、腰脚重痛、心绞痛、肠风便血等症。

✚ 健康叮咛

本茶适宜患有慢性支气管炎、阻塞性肺气肿、肺源性心脏病等症者饮用。但患有感冒咳嗽、热痰喘症者不宜饮用。

主要材料

A
胡桃肉···12枚
人参···6克

B
生姜···3片
蜂蜜···适量

做法用法

1. 人参切片；胡桃肉捣碎；生姜切丝。
2. 将人参片、胡桃肉、生姜丝倒入杯中，用沸水冲泡，15分钟后，加入适量蜂蜜，即可饮用。
3. 每日1剂，代茶频饮。

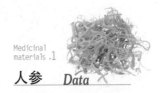

Medicinal materials .1

人参 *Data*

别名/山参、园参。

性味/性平、味甘、微苦。

功效/大补元气。

主治/劳伤虚损、厌食、倦怠。

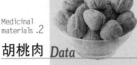

Medicinal materials .2

胡桃肉 *Data*

★ 别名
核桃仁。

◆ 性味
性温，味甘。

▲ 功效
补肾固精、温肺定喘、润肠通便。

● 主治
阳痿遗精、虚寒咳喘、肺虚久咳、肠燥便秘。

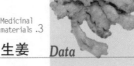

Medicinal materials .3

生姜 *Data*

★ 别名
姜。

◆ 性味
性温，味辛。

▲ 功效
开胃止呕、化痰止咳、发汗解表、清热解毒。

● 主治
外感风寒、鼻子不通气、流清鼻涕、腹痛。

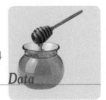

Medicinal materials .4

蜂蜜 *Data*

★ 别名
岩蜜、石蜜、石饴。

◆ 性味
性平，味甘。

▲ 功效
保护肝脏、补充体力、消除疲劳、抑菌杀菌。

● 主治
便秘、皮肤暗黄、失眠、贫血、神经系统疾病。

百合花茶

BaiHeHuaCha

清心安神 | 润肺止咳 | *Point*

主要材料

Medicinal materials .1

百合 *Data*

A ┌ 百合···10克
└ 金银花···5克

B ┌ 枸杞子···3克
└ 蜂蜜···适量

做法用法

1. 将金银花、百合洗净，放入锅中。
2. 用开水冲泡10分钟后，加入适量蜂蜜和枸杞子，即可饮用。
3. 每天1剂，不拘时，代茶饮。

☕ 茶疗功效

本茶中的百合具有良好的止咳作用，可以增加肺脏内血液的灌流量，改善肺部功能。且百合花也具有一定的镇静作用。中医认为将百合花入药使用，可以起到润肺止咳，宁心安神的作用，还能减轻胃疼。

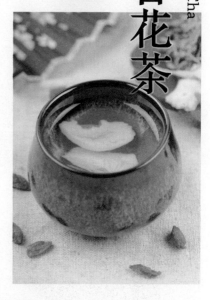

玉竹蜜茶

YuZhuMiCha

宁心安神 | 润肺生津 | *Point*

主要材料

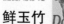

Medicinal materials .1

鲜玉竹 *Data*

A ┌ 玉竹···500克
└ 茶叶···10克

B ┌ 蜂蜜···5克
└ 甘草···5克

做法用法

1. 玉竹洗净，切段。
2. 将玉竹放入锅中，再加入蜂蜜和甘草、茶叶，用文火煮沸，文火焖烂后，即可饮用。
3. 每日1剂，不拘时，代茶饮。

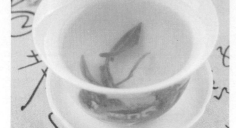

☕ 茶疗功效

本茶中的玉竹具有养阴润燥的功效，且因玉竹含有丰富的铃兰苦甙、铃兰甙以及山奈酚甙、槲皮醇槲和维生素A等营养元素，所以对于风湿性心脏病的可起到辅助治疗的功效。

MaiMenDongCha

麦门冬茶

清热生津 | 养阴润肺 Point

☕ 茶疗功效

本茶中的麦门冬养阴润肺、益胃生津；地骨皮清热凉血；小麦养心益肾、除热止渴。

✚ 健康叮咛

本茶适宜肺阴不足之干咳少痰，或痰中带血、胃阴不足之大便干结、口渴、舌红少苔者饮用。但脾虚腹泻者不宜服用。

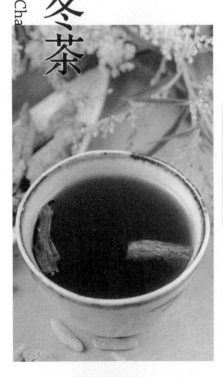

主要材料	做法用法
A 麦门冬···30克 地骨皮···30克 B 小麦···15克 蜂蜜···适量	1. 麦门冬、地骨皮研成粗末。 2. 用小麦煎汁，去渣取汁，再将药末放入杯中，冲泡15分钟后，加入适量蜂蜜，即可饮用。 3. 每日1剂，代茶频饮。

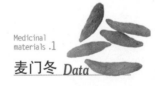

Medicinal materials .1

麦门冬 *Data*

别名／麦冬、虋冬。

性味／性寒，味甘、微苦。

功效／滋阴润肺。

主治／肺燥干咳、肺痈、阴虚劳嗽。

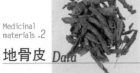

Medicinal materials .2

地骨皮 *Data*

★ **别名**
杞根、地骨、地辅。

◆ **性味**
性寒，味苦。

▲ **功效**
凉血除蒸、清肺降火、补血止血、调节血脂。

● **主治**
肺热咳喘消渴、高血压、痈肿、恶疮。

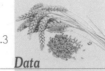

Medicinal materials .3

小麦 *Data*

★ **别名**
小麦、浮麦。

◆ **性味**
性平，味甘。

▲ **功效**
养心益脾、调理五脏、调经络、除烦止渴。

● **主治**
精神不安、小便不利、健脾益肾。

Medicinal materials .4

蜂蜜 *Data*

★ **别名**
岩蜜、石蜜、石饴。

◆ **性味**
性平，味甘。

▲ **功效**
保护肝脏、补充体力、消除疲劳、抑菌杀菌。

● **主治**
便秘、皮肤暗黄、失眠、贫血、神经系统疾病。

款冬百合茶

KuanDongBaiHeCha

止咳止嗽

润肺养阴

主要材料

Medicinal materials .1

花茶 *Data*

款冬花···5克
A 百合···3克
花茶···3克

生姜···2克
B 蜂蜜···适量

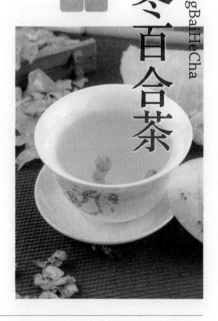

做法用法

1. 将百合、款冬花洗净，放入锅中。
2. 将生姜切成细丝，备用。
3. 将锅中加水，煎煮15分钟后，加入姜丝、花茶、蜂蜜，再煮5分钟后，即可饮用。
4. 每日1剂，不拘时，代茶饮。

茶疗功效

　　本茶中的百合、款冬花润肺滋阴，为止咳良药，二者合用可缓解肺阴虚久咳，对老年人或曾患肺结核者可起到增强免疫力的作用。

甘草茶

GanCaoCha

镇痛镇咳

润肺解毒

主要材料

Medicinal materials .1

菊花 *Data*

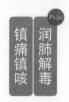

甘草···5克
A 菊花···5克

绿茶···3克
B 蜂蜜···适量

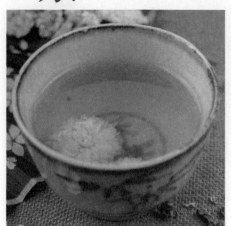

做法用法

1. 将甘草、绿茶、菊花放入锅中。
2. 用茶漏滤取药汁液，温热时放入适量的蜂蜜，即可饮用。
3. 每日1剂，不拘时，代茶饮。

 茶疗功效

　　本此茶可和中缓急、润肺解毒具有抗炎、解毒、镇痛、镇咳利尿的作用。

JuHongCha

橘红茶

化痰止嗽 | 理气和中 | Point

☕ 茶疗功效

本茶中的橘红是将新鲜橘皮，用刀抙下外层果皮，晾干或晒干而成，以片大、色红、油润者为佳。其性温，味辛而苦，具有散寒理气、燥湿化痰、消食宽中的作用。

💊 健康叮咛

本茶适宜患有风寒咳嗽、喉痒多痰、难以咳出或咳吐白痰之症者饮用。但肺热咳嗽、痰黄稠者不宜饮服。

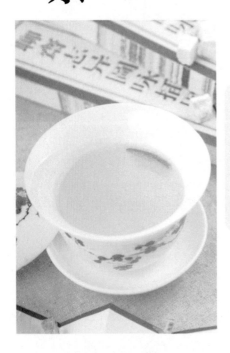

主要材料	做法用法
A 白茯苓…9克 橘红…6克 B 生姜…2克 蜂蜜…适量	1. 将橘红、白茯苓研成粗末；生姜切丝。 2. 将药末、生姜丝放入杯中，用沸水冲泡15分钟后，加入适量蜂蜜，即可饮用。 3. 每日1剂，不拘时，代茶饮。

Medicinal materials .1

橘红 *Data*

别名／化州橘红、橘皮。

性味／性温，味辛、苦。

功效／散寒、消痰。

主治／风寒咳嗽、喉痒痰多、食积伤酒。

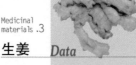

Medicinal materials .2

白茯苓 *Data*

★ 别名
云苓、茯苓。

◆ 性味
性平，味甘。

▲ 功效
渗湿利水、健脾和胃、宁心安神、调节血脂。

● 主治
小便不利、水肿胀满、痰饮咳逆、便秘。

Medicinal materials .3

生姜 *Data*

★ 别名
姜。

◆ 性味
性温甘，味辛。

▲ 功效
开胃止呕、化痰止咳、发汗解表、清热解毒。

● 主治
外感风寒、鼻子不通气、流清鼻涕、腹痛。

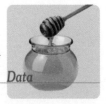

Medicinal materials .4

蜂蜜 *Data*

★ 别名
岩蜜、石蜜、石饴。

◆ 性味
性平，味甘。

▲ 功效
保护肝脏、补充体力、消除疲劳、抑菌杀菌。

● 主治
便秘、皮肤暗黄、失眠、贫血、神经系统疾病。

☕ 茶疗功效

本茶具有补脾润肺、清热解毒、止咳化痰的功效。茶中的山药具有益气养阴、补脾益肾的功效；牛蒡子又名"大力子"，清热利咽，且能抑制金黄色葡萄球菌生长；柿饼霜清热润肺、化痰止咳。

🤲 健康叮咛

本茶适宜患有肺结核、支气管扩张等症者饮用。但患有风寒咳嗽、咳嗽痰多者不宜饮用。

主要材料	做法用法
A 山药···45克 牛蒡子···12克 B 柿霜饼···18克 蜂蜜···适量	1. 将山药、牛蒡子洗净，放入锅中，备用。 2. 入锅加水煮汤，去渣留汁；将药汁冲泡柿饼霜，按照个人喜好加入适量蜂蜜即可。 3. 每日1剂，不拘时，代茶饮。

Point
清热化痰
补脾润肺

沃雪茶

WoXueCha

润肺止咳

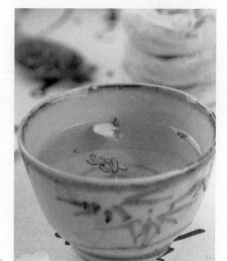

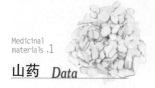

Medicinal materials .1

山药 Data

别名/怀山药。

性味/性温、平，味甘。

功效/健脾补肺。

主治/脾胃虚弱、倦怠无力。

Medicinal materials .2

牛蒡子 Data

★ 别名
恶实、鼠粘子、黍粘子。

◆ 性味
性寒，味苦。

▲ 功效
疏散风热、宣肺透疹、利咽散结、解毒消肿。

● 主治
风热咳嗽、咽喉肿痛、风疹瘙痒、表皮肿毒。

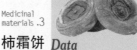

Medicinal materials .3

柿霜饼 Data

★ 别名
柿饼。

◆ 性味
性凉，味甘。

▲ 功效
清热、润燥、化痰、补血止血、润喉止咳。

● 主治
肺热燥咳、咽干喉痛、口舌生疮、消渴。

Medicinal materials .4

蜂蜜 Data

★ 别名
岩蜜、石蜜、石饴。

◆ 性味
性平，味甘。

▲ 功效
保护肝脏、补充体力、消除疲劳、抑菌杀菌。

● 主治
便秘、皮肤暗黄、失眠、贫血、神经系统疾病。

PangDaHaiCha

利咽解毒 清热润肺

胖大海茶

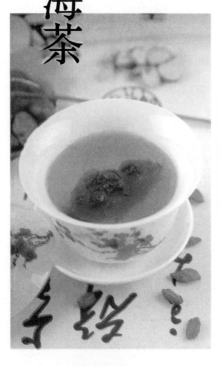

☕ 茶疗功效

本茶中的胖大海具有清肺热、利咽喉、解毒、润肠通便的功效，用于肺热声哑、咽喉疼痛、热结便秘以及用嗓过度等引发的声音嘶哑等症。

✚ 健康叮咛

本茶适宜患有急性咽炎及喉炎、扁桃体炎等症者饮用。但便溏腹泻者不宜饮服。

主要材料	做法用法
A 甘草···5克 胖大海···2枚 B 枸杞子···5克 蜂蜜···适量	1. 将胖大海、甘草、枸杞子洗净，放入锅中。 2. 用茶漏滤取药汁液，温热时放入适量蜂蜜，即可饮用。 3. 每日2剂，不拘时，代茶饮。

胖大海 Data

别名/ 澎大海、安南子。

性味/ 性寒，味甘。

功效/ 清热润肺。

主治/ 肺热声哑、干咳无痰。

甘草 Data

★ 别名
粉甘草、甘草梢、甜根子。

◆ 性味
性平，味甘。

▲ 功效
补脾益气、清热解毒、祛痰止咳、缓急止痛。

● 主治
脾胃虚弱、倦怠乏力、心悸气短、咳嗽痰多。

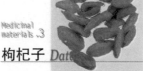

枸杞子 Data

★ 别名
枸杞、苟起子、枸杞红实。

◆ 性味
性平，味甘。

▲ 功效
养肝润肺、滋补肝肾、益精明目、强身健体。

● 主治
腰膝酸痛、眩晕耳鸣、贫血、虚劳精亏。

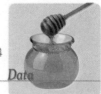

蜂蜜 Data

★ 别名
岩蜜、石蜜、石饴。

◆ 性味
性平，味甘。

▲ 功效
保护肝脏、补充体力、消除疲劳、抑菌杀菌。

● 主治
便秘、皮肤暗黄、失眠、贫血、神经系统疾病。

银耳茶
YinErCha

养胃生津 | 滋阴润肺

☕ 茶疗功效

本茶中的白木耳又名银耳，为银耳科植物银耳的子实体，具有清补润肺、润肺生津、滋阴养胃、益气补心、补脑强心的功效。

✚ 健康叮咛

本茶适宜干咳、咯血、盗汗、头晕、心悸、眼底出血者饮用。但患有风寒咳嗽者不宜饮用。

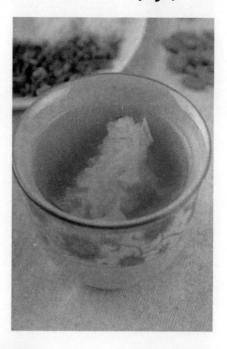

主要材料	做法用法
A 银耳···20克 洞庭碧螺春···5克 B 枸杞子···5克 蜂蜜···适量	1. 将银耳用温水发开，洗净去杂质，放入杯中。 2. 杯中加入适量蜂蜜、枸杞子、洞庭碧螺春用清水冲泡开后，放入银耳，即可饮用。 3. 每日1剂，清晨饮用。

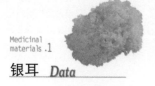

Medicinal materials .1

银耳 *Data*

别名/ 白木耳、雪耳。

性味/ 性平，味甘。

功效/ 润肺生津。

主治/ 肺热咳嗽、肺燥干咳。

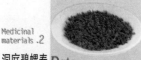

Medicinal materials .2

洞庭碧螺春 *Data*

★ 别名
碧螺春。

◆ 性味
性寒，味苦。

▲ 功效
止渴生津、清热消暑、解毒消食、祛风解表。

● 主治
心血管疾病、失眠、便秘、心绞痛、腹痛。

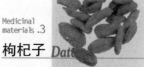

Medicinal materials .3

枸杞子 *Data*

★ 别名
枸杞、苟起子、枸杞红实。

◆ 性味
性平，味甘。

▲ 功效
养肝润肺、滋补肝肾、益精明目、强身健体。

● 主治
虚劳精亏、腰膝酸痛、眩晕耳鸣、内热消渴、贫血。

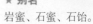

Medicinal materials .4

蜂蜜 *Data*

★ 别名
岩蜜、石蜜、石饴。

◆ 性味
性平，味甘。

▲ 功效
保护肝脏、补充体力、消除疲劳、抑菌杀菌。

● 主治
便秘、皮肤暗黄、失眠、贫血、神经系统疾病。

YiGuanJianCha

一贯煎茶

疏肝解郁　滋阴理气　*Point*

☕ 茶疗功效

此茶中的生地黄、枸杞子滋阴养肝；沙参、麦门冬清肺益胃；当归补血活血。

🤲 健康叮咛

本茶适宜患有胃痛反酸、咽干口燥，舌红而干等症者饮用。但消化不良、食欲不振者不宜服用。

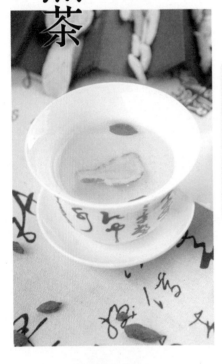

主要材料	做法用法
A 生地黄···18克 沙参···9克 麦门冬···9克 当归···9克 B 枸杞子···10克 蜂蜜···适量	1. 将沙参、麦门冬、当归、生地黄研成粗末。 2. 将药末放入瓶中，用热水冲泡15分钟后，加入蜂蜜，即可饮用。 3. 每日1剂，不拘时，代茶饮。

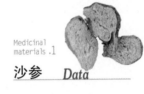

Medicinal materials .1

沙参 *Data*

别名/南沙参、泡参。

性味/性微寒，味甘。

功效/清热养阴。

主治/气管炎、百日咳、肺热咳嗽。

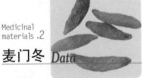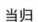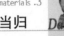

Medicinal materials .2

麦门冬 *Data*

★ 别名
麦冬、虋冬、不死药。

◆ 性味
性寒，味甘、微苦。

▲ 功效
滋阴润肺、益胃生津、清心除烦、止渴止咳。

● 主治
肺燥干咳、阴虚劳嗽、津伤口渴、心烦失眠。

Medicinal materials .3

当归 *Data*

★ 别名
秦归、云归、西当归、岷当归。

◆ 性味
性温，味甘、辛。

▲ 功效
美容养颜、活血补血、抑菌杀菌。

● 主治
月经不调、闭经痛经、虚寒腹痛、肠燥便秘。

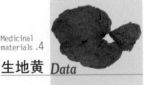

Medicinal materials .4

生地黄 *Data*

★ 别名
地髓、原生地、干生地。

◆ 性味
性凉，味甘苦。

▲ 功效
清热生津、滋阴养血、生津润燥。

● 主治
阴虚发热、消渴、吐血、表皮出血、血崩、月经不调。

平肝清热茶

PingGanQingReCha

疏肝解郁

Point 平肝解郁 清热泻火

主要材料

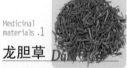

Medicinal materials .1
龙胆草 *Data*

A
细生地···3克
龙胆草···1.8克
醋柴胡···1.8克
川芎···1.8克

B
菊花···3克
蜂蜜···适量

做法用法

1. 将龙胆草、醋柴胡、川芎、细生地研成粗末。
2. 将药末、菊花放入瓶中，用热水冲泡10分钟后，加入蜂蜜，即可饮用。
3. 每日1剂，不拘时，代茶饮。

茶疗功效

本茶具有清热泻火、平肝解郁的功效。此茶中的龙胆草可辅助治疗耳鸣、目赤、咽痛等症；柴胡疏肝解郁，防止火热伤气，避免肝气不舒；川芎活血，可缓解头部疼痛；生地黄和菊花清热养血、疏风泻火。

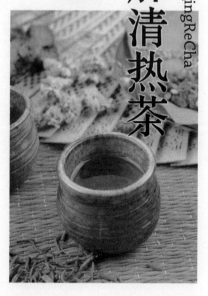

菊花乌龙茶

JuHuaLongJingCha

Point 清肝泻火 抗菌消炎

主要材料

Medicinal materials .1
乌龙茶 *Data*

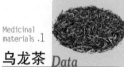

A
菊花···10克
枸杞子···5克

B
乌龙茶···3克
蜂蜜···适量

做法用法

1. 将菊花、乌龙茶、枸杞子洗净，放入锅中。
2. 用热水冲泡10分钟后，放入蜂蜜，即可饮用。
3. 每日1剂，不拘时，代茶饮。

茶疗功效

本茶中的菊花具有疏风、清热、解毒、明目的功效，是临床常用疏风明目，清热解毒之药。且乌龙茶具有良好的抗炎和杀菌的功效。

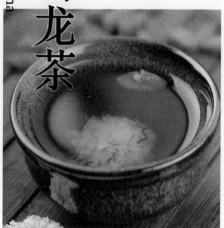

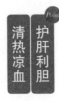

柴甘茅根茶

ChaiGanMaoGenCha

Point
护肝利胆
清热凉血

☕ 茶疗功效

本茶具有清热解毒、护肝和胆的功效。茶中的柴胡具有清热疏肝、升阳解表的功效。此外柴胡还能镇静、安神、镇痛、解热、镇咳。

🤲 健康叮咛

本茶适宜患有感冒发热、小便短赤、口苦咽干等症者饮用。但阴虚火旺、潮热盗汗者不宜饮用。

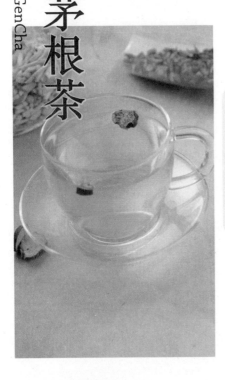

主要材料	做法用法
A 柴胡···350克 白茅根···350克 B 甘草···10克 蜂蜜···适量	1. 将柴胡、白茅根、甘草制成粗末。 2. 将药末放入杯中，用热水冲泡10分钟后，加入蜂蜜，即可饮用。 3. 每日1剂，不拘时，代茶饮。

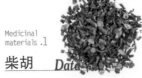

Medicinal materials .1

柴胡 *Data*

别名/地熏、茈胡、山菜。

性味/性微寒，味苦。

功效/疏散退热。

主治/感冒发热、疟疾。

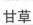

Medicinal materials .2

甘草 *Data*

★ **别名**
粉甘草、甘草梢、甜根子。

◆ **性味**
性平，味甘。

▲ **功效**
补脾益气、清热解毒、祛痰止咳、缓急止痛。

● **主治**
脾胃虚弱、倦怠乏力、心悸气短、皮肤肿毒。

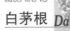

Medicinal materials .3

白茅根 *Data*

★ **别名**
茅根、兰根、茹根。

◆ **性味**
性寒，味甘。

▲ **功效**
利尿、凉血止血、抑菌抗菌、清热解毒。

● **主治**
热病烦渴、吐血、衄血、肺热喘急、胃热哕逆、淋病。

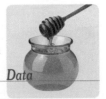

Medicinal materials .4

蜂蜜 *Data*

★ **别名**
岩蜜、石蜜、石饴。

◆ **性味**
性平，味甘。

▲ **功效**
保护肝脏、补充体力、消除疲劳、抑菌杀菌。

● **主治**
便秘、皮肤暗黄、失眠、贫血、神经系统疾病。

茵陈郁金茶

YinChenYuJinCha

 Data

Point 清利湿热 · 疏肝活血

「主要材料」

A
郁金···6克
茵陈···5克

B
绿茶···3克
蜂蜜···适量

Medicinal materials .1
郁金

「做法用法」

1. 将茵陈、郁金、绿茶洗净放入锅中。
2. 用热水冲泡后，加入蜂蜜，即可饮用。
3. 每日1剂，不拘时，代茶饮。

☕ 茶疗功效

本茶具有清利湿热、疏肝活血的功效。茶中的茵陈具有清湿热、退黄疸的功效；郁金具有行气化瘀、清心解郁的良好功效。

柴胡茶

PChaiHuCha

Point 润燥止渴 · 清热生津

「主要材料」

Medicinal materials .1
蜂蜜 Data

A
柴胡···10克
绿茶···3克

B
枸杞子···2克
蜂蜜···适量

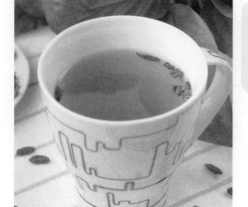

「做法用法」

1. 将柴胡、绿茶、枸杞子洗净，放入锅中。
2. 用开水冲泡后，加入蜂蜜，即可饮用。
3. 每日1剂，不拘时，代茶饮。

☕ 茶疗功效

本茶中的柴胡具有疏散退热、升阳舒肝的功效，用于缓解感冒发热、疟疾、肝郁气滞、胸胁胀痛、子宫脱落、月经不调等症。

夏枯草茶

XiaKuCaoCha

清热生津 | **润燥止渴** (Point)

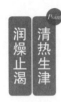

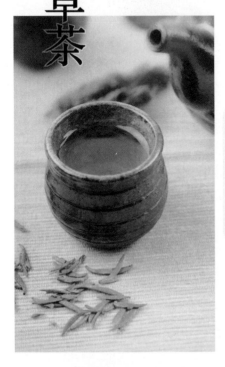

☕ 茶疗功效

本茶中的夏枯草为唇形科植物夏枯草的果穗，对痢疾杆菌、霍乱弧菌、大肠杆菌、变形杆菌、葡萄球菌及人型结核杆菌等细菌可起到不同程度的抑制作用。

✙ 健康叮咛

本茶适宜患有淋巴结核、甲状腺功能亢进、乳房囊性增生、乳腺炎等症者饮用，还可作为肝火旺、体质偏热之人保健饮品。但脾胃虚寒者不宜饮用。

主要材料	做法用法
A 夏枯草···10克 洞庭碧螺春···3克 B 枸杞子···5克 蜂蜜···适量	1. 将夏枯草、洞庭碧螺春、枸杞子放入杯中。 2. 用沸水冲泡15分钟后，加入蜂蜜，即可饮用。 3. 每日1剂，不拘时，代茶饮。

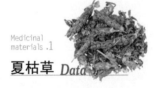

Medicinal materials .1

夏枯草 *Data*

别名／麦穗夏枯草。

性味／性寒，味苦、辛。

功效／清火明目。

主治／头痛、烦躁、高血压、高血脂。

Medicinal materials .2

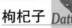

洞庭碧螺春 *Data*

★ 别名
碧螺春。

◆ 性味
性寒，味苦。

▲ 功效
止渴生津、清热消暑、解毒消食、祛风解表。

● 主治
心血管疾病、失眠、便秘、心绞痛、腹痛。

Medicinal materials .3

枸杞子 *Data*

★ 别名
枸杞、苟起子、枸杞红实。

◆ 性味
性平，味甘。

▲ 功效
养肝润肺、滋补肝肾、益精明目、强身健体。

● 主治
虚劳精亏、腰膝酸痛、眩晕耳鸣、贫血。

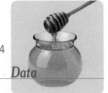

Medicinal materials .4

蜂蜜 *Data*

★ 别名
岩蜜、石蜜、石饴。

◆ 性味
性平，味甘。

▲ 功效
保护肝脏、补充体力、消除疲劳、抑菌杀菌。

● 主治
便秘、皮肤暗黄、失眠、贫血、神经系统疾病。

JinYinJuhuaCha

清肝解毒
健脑明目

金银菊花茶

主要材料

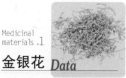

Medicinal
materials .1
金银花 Data

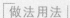

A 菊花···6克
  金银花···5克

B 绿茶···3克
  蜂蜜···适量

做法用法

1. 将金银花、菊花、绿茶洗净，放入锅中。
2. 用开水，以文火煎煮5分钟后，加入蜂蜜，即可饮用。
3. 每日1剂，不拘时，代茶饮。

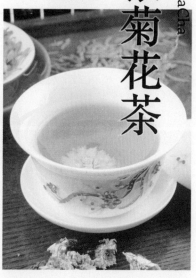

☕ 茶疗功效

本茶具有祛除身体热气、清利解毒的功效。金银花具有清热解毒、温病发热的功效；菊花具有平肝明目的功效；绿茶具有止渴生津、清热消暑、解毒消食的功效。

QingGanCha

清肝茶

清肝解郁
明目散热

主要材料

Medicinal
materials .1
栀子

Data

A 栀子···3克
  胆草···3克
  菊花···3克
  黄连···0.3克

B 绿茶···3克
  蜂蜜···适量

做法用法

1. 将黄连、栀子、胆草、菊花、绿茶洗净，放入锅中。
2. 用茶漏滤取药汁液，温热时放入适量蜂蜜，即可饮用。
3. 每日1剂，不拘时，代茶饮。

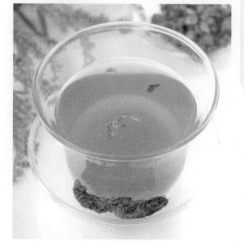

☕ 茶疗功效

本茶具有清肝火、解肝毒、舒肝解郁的功效。且此茶中的黄连具有清热燥湿、泻火解毒良好的功效；栀子具有护肝、利胆、降压、镇静、止血、消肿的良好功效；胆草具有清泻肝胆实火、除下焦湿热利尿的功效。

QiJuCha

杞菊饮

养阴明目 | 滋补肝肾

☕ 茶疗功效

本茶中的菊花性凉味甘、苦，入肝、肾之经，是一味疏风、明目的佳品。菊花不仅具有疏风清热、提神明目的功效；而且还富含多种氨基酸、铁、磷、钙等营养元素。

✚ 健康叮咛

本茶适宜患有视力衰退、夜盲症及青少年近视眼等患者饮用。

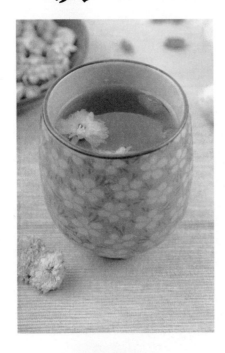

主要材料

A
枸杞子···30克
菊花···10克

B
生姜···6克
蜂蜜···适量

做法用法

1. 将枸杞子、菊花、生姜洗净，放入锅中。
2. 用沸水冲泡10分钟后，加入蜂蜜，即可饮服。
3. 每日1剂，不拘时，代茶饮。

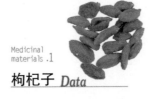

Medicinal materials .1

枸杞子 *Data*

别名/枸杞、苟起子。

性味/性平，味甘。

功效/养肝润肺。

主治/虚劳精亏、腰膝酸痛、眩晕耳鸣。

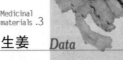

Medicinal materials .2

菊花 *Data*

★ 别名
黄花、九花、女华。

◆ 性味
性微寒，味辛、甘、苦。

▲ 功效
散风清热、平肝明目、止咳化痰、补血止血。

● 主治
风热感冒、头痛眩晕、眼睛肿痛、眼目昏花。

Medicinal materials .3

生姜 *Data*

★ 别名
姜。

◆ 性味
性温，味辛。

▲ 功效
开胃止呕、化痰止咳、发汗解表、清热解毒。

● 主治
外感风寒、鼻子不通气、流清鼻涕、肚子痛。

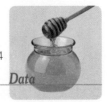

Medicinal materials .4

蜂蜜 *Data*

★ 别名
岩蜜、石蜜、石饴。

◆ 性味
性平，味甘。

▲ 功效
保护肝脏、补充体力、消除疲劳、抑菌杀菌。

● 主治
便秘、皮肤暗黄、失眠、贫血、神经系统疾病。

木瓜青茶 MuGuaQingCha

Point 舒筋活络 调肝明目

【主要材料】

Medicinal materials .1
木瓜 *Data*

A
木瓜···5克
青皮···3克
秦皮···3克
松节···3克

B
花茶···2克
蜂蜜···适量

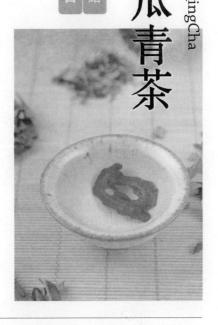

【做法用法】

1. 将木瓜、青皮、秦皮、松节洗净，与花茶一同放入锅中。
2. 用开水冲泡10分钟后，加入蜂蜜，即可饮用。
3. 每日1剂，不拘时，代茶饮。

☕ 茶疗功效

　　本茶具有调肝明目、舒筋活络的功效。茶中的木瓜具有消暑解渴、润肺止咳的功效；青皮具有疏肝破气、消积化滞的良好功效；秦皮具有清肝明目、平喘止咳的功效；松节具有祛风燥湿、止痛的功效。

柴胡赤芍茶 ChaiHuChiShaoCha

Point 疏肝理气 祛瘀止痛

【主要材料】

Medicinal materials .1
柴胡 *Data*

A
柴胡···5克
赤芍···3克
枳壳···3克

B
甘草···2克
花茶···2克
蜂蜜···适量

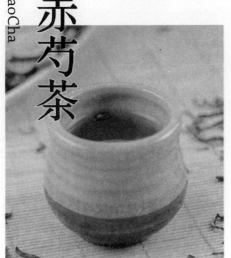

【做法用法】

1. 将柴胡、赤芍、枳壳、甘草、花茶用水冲泡10分钟后，加入蜂蜜，即可饮用。
3. 每日1剂，不拘时，代茶饮。

 茶疗功效

　　此茶中的柴胡具有疏散退热、升阳舒肝的功效；赤芍具有行瘀、止痛、凉血、消肿的良好功效；枳壳具有理气宽中、行滞消胀的功效；香附具有疏肝理气、调经止痛的功效；甘草具有补脾益气、清热解毒、祛痰止咳、缓急止痛、调和诸药的功效。

BanJiNiuXiCha

巴戟牛膝茶

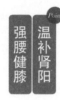

温补肾阳
强腰健膝
Point

☕ 茶疗功效

本茶中的巴戟天具有补肾助阳、祛风除湿、强筋健骨的功效；怀牛膝具有补肝肾、强筋骨、逐瘀通经、引血下行的良好功效。

💗 健康叮咛

本茶适宜患有肾阳亏虚、腰酸冷痛、膝软无力、阳痿早泄等症者饮用。但阴虚火旺、大便干结者不宜服用。

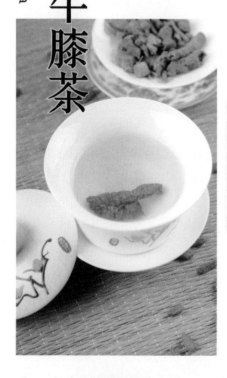

主要材料

A
巴戟天···20克
怀牛膝···15克

B
枸杞子···5克
蜂蜜···适量

做法用法

1. 将巴戟天、怀牛膝研为粗末，备用。
2. 将药末置于杯中，用沸水冲泡20分钟后，加入蜂蜜、枸杞子，即可饮用。
3. 每日1剂，不拘时，代茶饮。

Medicinal materials .1

巴戟天 *Data*

别名/鸡肠风。

性味/性微温，味甘、辛。

功效/补肾助阳。

主治/阳痿遗精、宫冷不孕、月经不调。

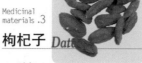

Medicinal materials .2

怀牛膝 *Data*

★ 别名
倒钩草、倒梗草。

◆ 性味
性平，味苦、酸。

▲ 功效
补肝肾、强筋骨、逐瘀通经、引血下行。

● 主治
腰膝酸痛、筋骨无力、经闭瘾瘕、肝旺眩晕。

Medicinal materials .3

枸杞子 *Data*

★ 别名
枸杞、苟起子、枸杞红实。

◆ 性味
性平，味甘。

▲ 功效
养肝润肺、滋补肝肾、益精明目、强身健体。

● 主治
虚劳精亏、腰膝酸痛、眩晕耳鸣、虚劳咳嗽。

Medicinal materials .4

蜂蜜 *Data*

★ 别名
岩蜜、石蜜、石饴。

◆ 性味
性平，味甘。

▲ 功效
保护肝脏、补充体力、消除疲劳、抑菌杀菌。

● 主治
便秘、皮肤暗黄、失眠、贫血、神经系统疾病。

丁香花茶

DingXiangHuaCha

Point
温中暖身
缓解牙痛

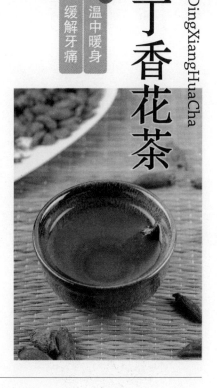

主要材料

Medicinal materials .1
丁香 *Data*

A 丁香···6克
花茶···6克

B 枸杞子···3克
蜂蜜···适量

做法用法

1. 将丁香、花茶、枸杞子放入锅中。
2. 用开水冲泡10分钟后，加入蜂蜜，即可饮用。
3. 每日1剂，不拘时，代茶饮。

茶疗功效

本茶具有缓解牙痛、温中暖身的功效。茶中的丁香具有平肝、润肺、养颜的功效；花茶具有平肝益肾、润肺养颜的功效，可用于祛斑、润燥、明目、排毒、调节内分泌等。

山药茶

ShanYaoCha

Point
健脾补肺
固肾益精

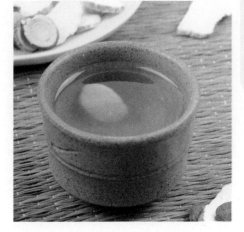

主要材料

Medicinal materials .1
山药 *Data*

A 山药···250克
甘草···5克

B 枸杞子···3克
蜂蜜···适量

做法用法

1. 将山药切片；甘草研成粗末。
2. 将山药末、甘草末、枸杞子放入杯中，用热水冲泡15分钟后，加入蜂蜜，即可饮用。
3. 每日1剂，不拘时，代茶饮。

茶疗功效

本茶中的山药具有健脾补肺、益胃补肾、固肾益精、聪耳明目、助五脏、强筋骨、长志安神、延年益寿的功效，用于缓解脾胃虚弱、倦怠无力、食欲不振、久泄久痢、肺气虚燥、痰喘咳嗽、肾气亏耗等症。

DiHuangCha

地黄茶

养肝健脾 · 滋阴补肾 Point

☕ 茶疗功效

本茶中的熟地黄具有补血滋润、养肝健脾的功效；山茱萸肉具有补益肝肾、涩精固脱的功效；山药具有健脾补肺的功效；泽泻具有利水渗湿、泄热通淋的功效。

✚ 健康叮咛

本茶适宜腰膝酸软、头晕目眩、耳鸣耳聋、盗汗遗精者饮用。但脾胃虚弱、消化不良、阳虚畏寒、大便溏泄者不宜服用。

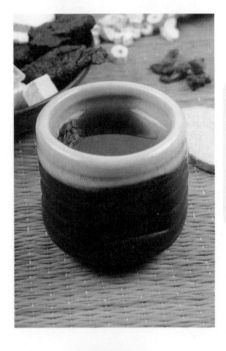

主要材料	做法用法
熟地黄···20克 A 山茱萸肉···12克 山药···12克 B 茯苓···9克 蜂蜜···适量	1. 将熟地黄、山茱萸药、山药、茯苓研成粗末。 2. 将药末放入杯中，用开水冲泡，去渣取汁后，加入蜂蜜，即可饮用。 3. 每日1剂，不拘时，代茶饮。

Medicinal materials .1

熟地黄 *Data*

别名/地黄。
性味/性温，味甘。
功效/补血滋润。
主治/血虚萎黄、眩晕心悸、月经不调。

Medicinal materials .2

山茱萸肉 *Data*

★ 别名
山萸肉、山芋肉、山于肉。
◆ 性味
性微温，味酸、涩。
▲ 功效
补益肝肾、固精止血、平喘止咳。
● 主治
眩晕耳鸣、腰膝酸痛、阳痿遗精、崩漏带下。

Medicinal materials .3

山药 *Data*

★ 别名
怀山药、淮山药、土薯。
◆ 性味
性温、平，味甘。
▲ 功效
健脾补肺、益胃补肾、固肾益精、聪耳明目。
● 主治
脾胃虚弱、倦怠无力、食欲不振、久泄久痢、肺气虚燥。

Medicinal materials .4

泽泻 *Data*

★ 别名
水泻、芒芋、鹄泻。
◆ 性味
性寒，味甘、淡。
▲ 功效
利水渗湿、泄热通淋、调理五脏、调和诸药。
● 主治
小便不利、热淋涩痛、水肿胀满、泄泻、眩晕。

健腰青娥茶

JianYaoQingECha

☕ 茶疗功效

本茶具有补肾益气、健腰暖胃的功效。茶中的胡桃肉具有补肾固精的良好功效；补骨脂具有补肾助阳的功效；杜仲具有补肝肾、强筋骨、调节血压的功效；肉桂具有补火助阳的功效。

💗 健康叮咛

本茶适宜肾虚、腰脊酸疼、精神疲乏、四肢软弱、小便余沥不尽者饮用。但体内有热者不宜饮用。

| 主要材料 |

A
- 杜仲···500克
- 补骨脂···240克
- 胡桃肉···20克

B
- 肉桂···20克
- 蜂蜜···适量

| 做法用法 |

1. 将胡桃肉、补骨脂、杜仲、肉桂研成粗末。
2. 将药末放入杯中，用沸水冲泡20分钟后，加入蜂蜜，即可饮用。
3. 每日1剂，不拘时，代茶饮。

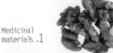

Medicinal materials .1

胡桃肉Data

别名／核桃仁。

性味／性温，味甘。

功效／温肺定喘。

主治／阳痿遗精、虚寒咳喘、肺虚久咳。

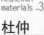

Medicinal materials .2

补骨脂 Data

★ **别名**
胡韭子、婆固脂、破故纸。

◆ **性味**
性温，味辛、苦。

▲ **功效**
补肾助阳、纳气平喘、温脾止泻、止咳化痰。

● **主治**
肾阳不足、腰膝冷痛、阳痿遗精、尿频、遗尿。

Medicinal materials .3

杜仲 Data

★ **别名**
丝楝树皮、丝棉皮、棉树皮。

◆ **性味**
性温，味甘、微辛。

▲ **功效**
补肝肾、强筋骨、调节血压、安胎、调和五脏。

● **主治**
肾虚腰痛、胎动胎漏、高血压、高血脂。

Medicinal materials .4

肉桂 Data

★ **别名**
玉桂、牡桂、菌桂。

◆ **性味**
性大热，味辛、甘。

▲ **功效**
补火助阳、散寒止痛、活血通经、暖胃和脾。

● **主治**
心腹冷痛、虚寒吐泻、经闭痛经、肠胃不适。

ZuoGuiCha

左归茶

益精健身	滋阴补肾

☕ 茶疗功效

本茶具有滋阴补肾、益精健身的功效。此茶中的大熟地具有补血滋润的功效；山药具有健脾补肺、益胃补肾、固肾益精、聪耳明目、助五脏的功效。

💊 健康叮咛

本茶适宜头晕目眩、腰酸腿软、手足发热、遗精滑泄、自汗盗汗、口燥咽干、舌红少苔者饮用。但脾胃虚弱、大便溏泄者不宜服用。

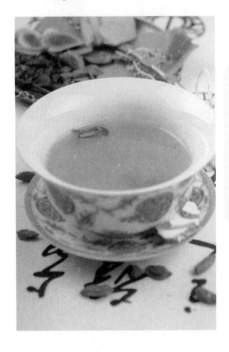

主要材料

A
大熟地···24克
山药···12克
菟丝子···12克
鹿角···12克

B
枸杞子···10克
山茱萸···10克

做法用法

1. 将大熟地、山药、菟丝子、鹿角、山茱萸研成粗末。
2. 将药末、枸杞子放入杯中，用沸水冲泡20分钟，即可饮用。
3. 每日1剂，频频饮服。

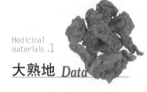

Medicinal materials .1

大熟地 *Data*

别名/熟地黄。

性味/性温，味甘。

功效/补血滋润。

主治/血虚萎黄、眩晕心悸、月经不调。

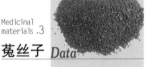

Medicinal materials .2

山药 *Data*

★ 别名
怀山药、淮山药、土薯。

◆ 性味
性温、平，味甘，无毒。

▲ 功效
健脾补肺、益胃补肾、聪耳明目、调和五脏。

● 主治
脾胃虚弱、倦怠无力、食欲不振、久泄久痢、肺气虚燥。

Medicinal materials .3

菟丝子 *Data*

★ 别名
豆寄生、无根草、黄丝。

◆ 性味
性微温，味辛、甘。

▲ 功效
溢补肝肾、固精缩尿、安胎、止泻。

● 主治
腰痛耳鸣、阳痿遗精、消渴、遗尿失禁、淋浊带下。

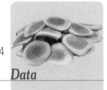

Medicinal materials .4

鹿角 *Data*

★ 别名
斑龙角、鹿茸。

◆ 性味
性微温，味咸，无毒。

▲ 功效
行血化瘀、消肿利湿、益肾养胃、止痛。

● 主治
表皮肿毒、瘀血作痛、虚劳内伤、腰脊疼痛。

肉苁蓉茶

RouCongRongCha

Point 补肾益精 / 润燥滑肠

主要材料

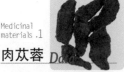

Medicinal materials .1
肉苁蓉 Data

A 红茶···6克 / 肉苁蓉···5克
B 枸杞子···3克 / 蜂蜜···适量

做法用法

1. 将肉苁蓉洗净，放入锅中加水煎煮。
2. 用肉苁蓉的煎煮液冲泡红茶，温热时放入蜂蜜及枸杞子，即可饮用。
3. 每日1剂，不拘时，代茶饮。

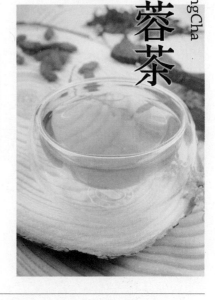

☕ 茶疗功效

本茶中的肉苁蓉具有补肾阳、益精血、润肠通便的功效；红茶具有利尿、消炎杀菌、消疲提神的良好功效。

骨碎补茶

GuSuiBuCha

Point 温通经脉 / 活血定痛

主要材料

Medicinal materials .1
骨碎补 Data

A 骨碎补···50克 / 桂枝···15克 / 枸杞子···5克
B 生姜···3克 / 蜂蜜···适量

做法用法

1. 将骨碎补、桂枝研成粗末；生姜切丝。
2. 将药末放入杯中，用水冲泡，去渣取汁后，加入生姜丝、枸杞子、蜂蜜，即可饮用。
3. 每日1剂，不拘时，代茶饮。

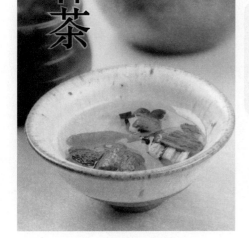

☕ 茶疗功效

本茶中的骨碎补具有补肾强骨、续伤止痛的功效；桂枝具有发汗解肌、温经通脉、助阳化气、散寒止痛的良好功效。

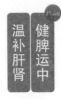

王母桃茶

WangMuTiaoCha

温补肝肾 健脾运中

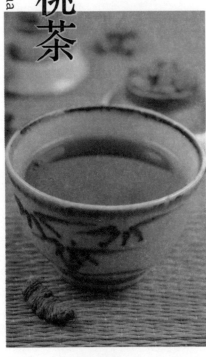

☕ 茶疗功效

本茶具有健脾润中，温补肝肾的功效。且此茶中的白术具有健脾益气、燥湿利水的功效；熟地黄具有补血滋润、益精填髓的功效；何首乌具有解毒的功效；巴戟天具有补肾助阳的功效。

💟 健康叮咛

本茶适宜腹冷腰酸、腿膝软弱、肝肾虚亏、头晕目眩者饮用。但阴虚火旺者不宜饮用。

主要材料	做法用法
白术…60克 熟地黄…60克 何首乌…30克 巴戟天…30克 枸杞子…30克 蜂蜜…适量	1. 将白术、熟地黄、何首乌、巴戟天研成粗末。 2. 将药末、枸杞子放入杯中，用水冲泡20分钟后，加入蜂蜜，即可饮用。 3. 每日1剂，不拘时，代茶饮。

Medicinal materials .1

白术 *Data*

别名/于术、冬术。

性味/性温，味苦、甘。

功效/健脾益气。

主治/脾虚食少、腹胀泄泻、痰饮眩悸。

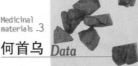

Medicinal materials .2

熟地黄 *Data*

★ 别名
地黄。

◆ 性味
性温，味甘。

▲ 功效
补血滋润、益精填髓、养肝益肾、止血抗炎。

● 主治
血虚萎黄、眩晕心悸、月经不调、肝肾阴亏。

Medicinal materials .3

何首乌 *Data*

★ 别名
多花蓼、紫乌藤、野苗。

◆ 性味
性微温，味苦、甘、涩。

▲ 功效
清热解毒、调节血脂、通肠润便。

● 主治
风疹瘙痒、肠燥便秘、高血脂、皮肤肿毒。

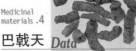

Medicinal materials .4

巴戟天 *Data*

★ 别名
鸡肠风、鸡眼藤、黑藤钻。

◆ 性味
性微温，味甘、辛。

▲ 功效
补肾助阳、祛风除湿、强筋健骨、活血化瘀。

● 主治
阳痿遗精、月经不调、风湿痹痛、筋骨痿软。

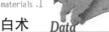

BaXianCha

八仙茶

☕ 茶疗功效

本茶具有益精悦颜、健胃固肾的功效。且此茶中的粳米具有益脾胃、除烦渴的功效；粟米具有益脾胃的良好功效；大豆具有健脾宽中的功效；绿豆具有清热解毒的功效；芝麻具有补血明目的功效。

♥ 健康叮咛

本茶适宜中老年人、小儿、脾胃功能低下者饮用。但感冒、腹泻者慎用。

主要材料	做法用法
A ┌ 粳米···750克 ├ 粟米···750克 └ 大豆···750克 B ┌ 绿豆···750克 ├ 芝麻···375克 └ 盐···30克	1. 将粳米、粟米、大豆、绿豆、芝麻炒熟并研成粗末。 2. 将盐炒熟，与谷物粗末一同放入杯中用开水冲泡10分钟，即可饮用。 3. 每日1~2剂。

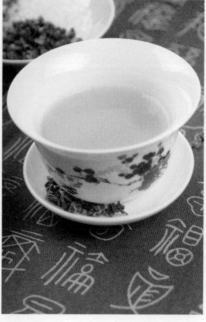

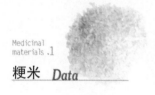

Medicinal materials .1

粳米 *Data*

别名/大米。

性味/性平，味甘。

功效/益脾和胃。

主治/呕吐、泻痢、脾胃阴伤。

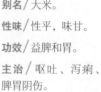

Medicinal materials .2

粟米 *Data*

★ 别名
小米、稞子、黏米。

◆ 性味
性凉，味甘、咸。

▲ 功效
益脾胃、养肾气、除烦热、利小便。

● 主治
脾胃虚热、反胃呕吐、脾虚腹泻、热结膀胱、小便不利。

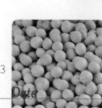

Medicinal materials .3

大豆 *Data*

★ 别名
黄豆。

◆ 性味
性平，味甘。

▲ 功效
健脾宽中、润燥消水、清热解毒、益气。

● 主治
疳积泻痢、腹胀羸瘦、妊娠中毒、表皮肿毒、外伤出血。

Medicinal materials .4

绿豆 *Data*

★ 别名
青小豆、菉豆、植豆。

◆ 性味
性寒，味甘。

▲ 功效
清热解毒、消暑、增强体力、益气生津。

● 主治
暑热烦渴、表皮肿毒、酒精中毒、铝中毒。

GanMaiDaZaoCha

甘麦大枣茶

养心安神
补肝除烦

☕ 茶疗功效

本花具有养心安神、补肝除烦的功效。茶中的小麦具有养心益脾的功效；大枣具有补中益气、养血安神的功效；甘草具有补脾益气、清热解毒的功效；洞庭碧螺春具有止渴生津的良好功效。

🤲 健康叮咛

本茶适宜妇女更年期综合征所致精神恍惚、悲伤欲哭、心中烦乱、睡眠不安、神经衰弱、工作紧张引起的睡眠不安、烦乱多梦者饮用。但失眠重症，伴有阴虚火旺者不宜服用。

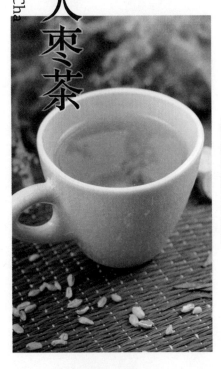

主要材料	做法用法
小麦…30克 A 大枣…10枚	1. 将甘草、小麦研成粗末。 2. 将药末、大枣、洞庭碧螺春放入保温杯中，用沸水冲泡15分钟后，加入蜂蜜，即可饮用。
甘草…6克 B 洞庭碧螺春…6克 蜂蜜…适量	3. 每日1剂，不拘时，代茶饮。

Medicinal materials .1

小麦 *Data*

别名/小麦、浮麦。

性味/性平，味甘。

功效/养心益脾。

主治/治疗妇女脏躁、精神不安。

Medicinal materials .2

大枣 *Data*

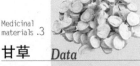

★ 别名
枣白蒲枣、别大枣刺枣。

◆ 性味
性温，味甘。

▲ 功效
补中益气、养血安神、缓和药性、美容养颜。

● 主治
心神不宁、增强免疫力、脾胃虚弱。

Medicinal materials .3

甘草 *Data*

★ 别名
粉甘草、甘草梢、甜根子。

◆ 性味
性平，味甘。

▲ 功效
补脾益气、清热解毒、祛痰止咳、缓急止痛。

● 主治
脾胃虚弱、倦怠乏力、心悸气短、咳嗽痰多、痈肿疮毒。

Medicinal materials .4

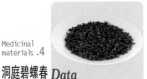

洞庭碧螺春 *Data*

★ 别名
碧螺春。

◆ 性味
性寒，味苦。

▲ 功效
止渴生津、清热消暑、解毒消食、祛风解表。

● 主治
心血管疾病、失眠、便秘、心绞痛、腹痛。

☕ 茶疗功效

本茶中的酸枣仁具有养肝、宁心、安神、敛汗的功效；甘草具有补脾益气、清热解毒、祛痰止咳、缓急止痛的功效；枸杞子具有养肝、润肺、滋补肝肾的良好功效。

♥ 健康叮咛

本茶适宜患有神经衰弱、更年期综合征、失眠者饮用。但阳虚畏寒者不宜饮服。

酸枣仁茶

SuanZaoRenCha

Point
清热除烦　养血安神

主要材料	做法用法
酸枣仁···30克 A 甘草···6克 枸杞子···5克 B 蜂蜜···适量	1. 将酸枣仁放杯中。 2. 加入甘草、枸杞子，用开水冲泡15分钟后，加入蜂蜜，即可饮用。 3. 每日1剂，不拘时，代茶饮。

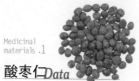

Medicinal materials .1

酸枣仁 Data

别名/酸枣子。

性味/性平，味甘。

功效/养肝宁心。

主治/虚烦不眠、惊悸怔忡。

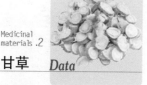

Medicinal materials .2

甘草 Data

★ 别名
粉甘草、甘草梢、甜根子。

◆ 性味
性平，味甘。

▲ 功效
补脾益气、清热解毒、祛痰止咳、调和诸药。

● 主治
脾胃虚弱、倦怠乏力、心悸气短、咳嗽痰多、脘腹痛。

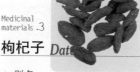

Medicinal materials .3

枸杞子 Data

★ 别名
枸杞、苟起子、枸杞红实。

◆ 性味
性平，味甘。

▲ 功效
养肝润肺、滋补肝肾、益精明目、强身健体。

● 主治
虚劳精亏、腰膝酸痛、眩晕耳鸣、贫血。

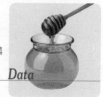

Medicinal materials .4

蜂蜜 Data

★ 别名
岩蜜、石蜜、石饴。

◆ 性味
性平，味甘。

▲ 功效
保护肝脏、补充体力、消除疲劳、抑菌杀菌。

● 主治
便秘、皮肤暗黄、失眠、贫血、神经系统疾病。

茉莉花茶

MoLiHuaCha

润燥止渴 ｜ 清热生津 *Point*

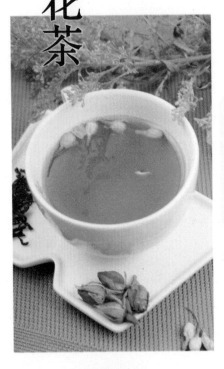

☕ 茶疗功效

本茶中的茉莉花具有理气和中、开郁辟秽的功效；玫瑰花具有利气、行血、治风痹、散痹止痛的功效；红茶具有利尿、消炎杀菌的良好功效。

✚ 健康叮咛

本茶适宜患有咳嗽祛痰、便秘、高血压等症者饮用，也可作为防龋、防辐射损伤、抗癌、抗衰老的保健饮品。

主要材料	做法用法

主要材料
A ┌ 茉莉花···5克
　└ 玫瑰花···5克
B ┌ 红茶···3克
　└ 蜂蜜···适量

做法用法
1. 将茉莉花、玫瑰花、红茶放入锅中，用水煎煮。
2. 用茶漏滤取药汁液，加入适量蜂蜜，即可饮用。
3. 每日1剂，不拘时，代茶饮。

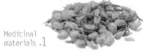

Medicinal materials .1

茉莉花 *Data*

别名／茉莉、香魂。
性味／性平，味甘。
功效／理气和中。
主治／下痢腹痛、目赤肿痛、表皮肿毒。

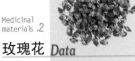

Medicinal materials .2

玫瑰花 *Data*

★ 别名
徘徊花、刺客、穿心玫瑰。

◆ 性味
性温，味甘、微苦。

▲ 功效
利气行血、润肠通便、散痹止痛、润肌养颜。

● 主治
肝胃气痛、吐血咯血、月经不调、赤白带下。

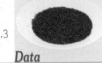

Medicinal materials .3

红茶 *Data*

★ 别名
乌茶。

◆ 性味
性温，味甘。

▲ 功效
利尿、消炎杀菌、提神消疲、强身健体。

● 主治
肠胃不适、尿急、食欲不振、浮肿。

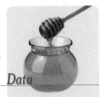

Medicinal materials .4

蜂蜜 *Data*

★ 别名
岩蜜、石蜜、石饴。

◆ 性味
性平，味甘。

▲ 功效
保护肝脏、补充体力、消除疲劳、抑菌杀菌。

● 主治
便秘、皮肤暗黄、失眠、贫血、神经系统疾病。

莲子茶

LianZiCha

「主要材料」

Medicinal materials .1
莲子　Data

A ｜ 莲子···30克
｜ 洞庭碧螺春···10克

B ｜ 枸杞子···5克
｜ 蜂蜜···适量

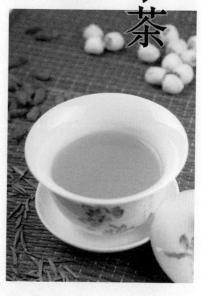

「做法用法」

1. 将茶叶用开水冲泡开后，去渣取汁。
2. 将莲子用温水浸泡2小时后，加蜂蜜、枸杞子炖烂，倒入茶汁，即可饮用。
3. 每日1剂。

茶疗功效

本茶具有养心安神、益肾补脾的功效。茶中的洞庭碧螺春具有止渴生津、清热消暑、解毒消食、通便治痢、祛风解表、延年益寿的良好功效；莲子具有清心醒脾、补脾止泻、补中养神、健脾补胃、止泻固精的功效。

三七沉香茶

SanQiChenXiangCha

「主要材料」

Medicinal materials .1
三七　Data

A ｜ 三七···5克
｜ 沉香···3克

B ｜ 花茶···2克
｜ 蜂蜜···适量

「做法用法」

1. 将三七、沉香洗净，放入锅中，用水煎煮后，去渣取汁。
2. 用药汁冲泡花茶，温热时放入适量蜂蜜，即可饮用。
3. 每日1剂，不拘时，代茶饮。

茶疗功效

本茶中的三七具有止血化瘀、消肿止痛的功效；沉香具有降气温中、暖肾纳气的功效；花茶具有平肝、润肺养颜的功效。

BuXueAnShenCha

补血安神茶

健脾养心 | 益气补血 *Point*

☕ 茶疗功效

本茶具有补血活血、益气生津、健脾和胃、养心安神的功效。茶中的黄芪具有益气固表、敛汗固脱、利水消肿的功效；龙眼具有泻火解毒的功效；酸枣仁具有养肝、宁心、安神的功效。

✚ 健康叮咛

本茶适宜患有心悸怔忡、健忘失眠、盗汗虚热、厌食等症者饮用。但患有急性病期间不宜饮用。

主要材料

A
黄芪···12克
龙眼···12克
酸枣仁···12克
当归···9克

B
生姜···5克
大枣···10枚

做法用法

1. 除生姜、大枣、龙眼肉外之所有药物捣碎，研为细末。
2. 将药末、生姜、大枣、龙眼放入杯中，用开水冲泡10分钟，即可饮用。
3. 每日1剂，不拘时，代茶饮。

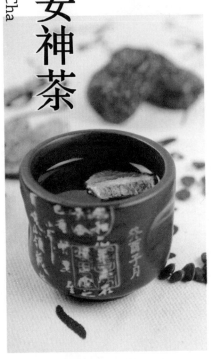

Medicinal materials .1
黄芪 *Data*

别名/棉芪、绵芪。

性味/性微温，味甘。

功效/益气固表。

主治/治疗气虚乏力、便血崩漏。

Medicinal materials .2
龙眼 *Data*

★ 别名
桂圆、益智、羊眼。

◆ 性味
性平，味甘、淡。

▲ 功效
泻火解毒、滋补身体、美容养颜、补心宁神。

● 主治
感冒、疟疾、痔疮、心烦失眠。

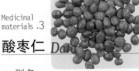

Medicinal materials .3
酸枣仁 *Data*

★ 别名
山枣、酸枣子、刺枣。

◆ 性味
性平，味甘。

▲ 功效
养肝、宁心、安神、敛汗、延年益寿。

● 主治
虚烦不眠、惊悸怔忡、烦渴、虚汗盗汗。

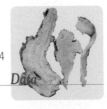

Medicinal materials .4
当归 *Data*

★ 别名
秦归、云归、西当归、岷当归。

◆ 性味
性温，味甘、辛。

▲ 功效
美容养颜、活血补血、抑菌杀菌。

● 主治
月经不调、闭经痛经、虚寒腹痛、肠燥便秘。

安神代茶饮
AnShenDaiChaYin

养心安神 宁心定惊 Point

☕ 茶疗功效

本茶中的茯神具有宁心、安神、利水的功效；酸枣仁具有养心、安神、敛汗的良好功效；朱砂具有清心镇惊、安神解毒的功效。

健康叮咛

本茶适宜患有失眠、惊悸、怔忡、健忘等症者饮用，也可作为神经衰弱、更年期综合征的辅助治疗饮品。但有痰热郁火者不宜饮用。

主要材料

A 茯神···10克
酸枣仁···10克

B 枸杞子···5克
甘草···5克
蜂蜜···适量

做法用法

1. 将茯神、酸枣仁、甘草研成粗末。
2. 将药末、枸杞子放入杯中，用开水冲泡20分钟后，加入蜂蜜，即可饮用。
3. 每日1剂，代茶频饮。

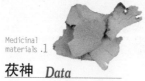

茯神 Data
Medicinal materials .1

别名/伏神。
性味/性平，味甘、淡。
功效/宁心安神。
主治/心虚惊悸、健忘、失眠。

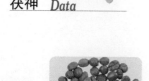

酸枣仁 Data
Medicinal materials .2

★ 别名
酸枣子、酸枣核。

◆ 性味
性平，味甘。

▲ 功效
养心、安神、敛汗、养肝、清热解毒。

● 主治
神经衰弱、失眠、多梦、盗汗、脾胃不适。

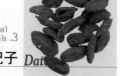

枸杞子 Data
Medicinal materials .3

★ 别名
枸杞、苟起子、枸杞红实。

◆ 性味
性平，味甘。

▲ 功效
养肝润肺、滋补肝肾、益精明目、强身健体。

● 主治
虚劳精亏、腰膝酸痛、眩晕耳鸣、内热消渴、血虚萎黄。

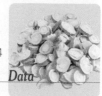

甘草 Data
Medicinal materials .4

★ 别名
粉甘草、甘草梢、甜根子。

◆ 性味
性平，味甘。

▲ 功效
补脾益气、清热解毒、祛痰止咳、缓急止痛。

● 主治
脾胃虚弱、倦怠乏力、心悸气短、咳嗽痰多、皮肤肿毒。

LianHuaCha

连花茶

祛风清热

主泻心火

☕ 茶疗功效

本茶具有清热解毒、祛风泻火的功效。茶中的黄连具有清热燥湿、泻火解毒的良好功效；天花粉具有清热泻火的功效；菊花具有散风清热、平肝明目的功效。

✚ 健康叮咛

本茶适宜患有头痛、红眼病等症者饮用。但脾胃虚寒者不宜饮用。

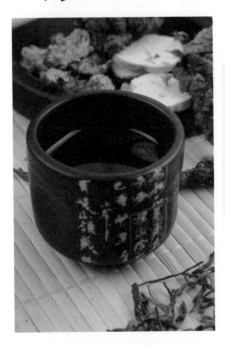

主要材料	做法用法
黄连···30克 天花粉···30克 菊花···30克 川芎···30克 茶叶···6克 蜂蜜···适量	1. 将黄连、天花粉、川芎研成粗末。 2. 将药末、菊花、茶叶放入杯中，用沸水冲泡10分钟后，加入蜂蜜，即可饮用。 3. 每日3剂，不拘时，代茶饮。

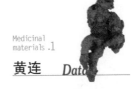

Medicinal materials .1

黄连 *Data*

别名/黄连、川连。

性味/性寒，味苦。

功效/清热燥湿。

主治/湿热痞满、呕吐吞酸。

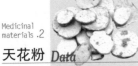

Medicinal materials .2

天花粉 *Data*

★ 别名
栝楼根、花粉、楼根。

◆ 性味
性微寒，味甘、微苦。

▲ 功效
清热泻火、生津止渴、排脓消肿、止咳止血。

● 主治
热病口渴、消渴、黄疸、肺燥咳血、痔瘘。

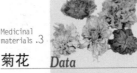

Medicinal materials .3

菊花 *Data*

★ 别名
黄花、九花、女华。

◆ 性味
性微寒，味辛、甘、苦。

▲ 功效
散风清热、平肝明目、止咳化痰、调节血脂。

● 主治
风热感冒、头痛眩晕、目赤肿痛、眼目昏花。

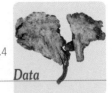

Medicinal materials .4

川芎 *Data*

★ 别名
山鞠穷、芎䓖、香果。

◆ 性味
性温，味辛。

▲ 功效
活血行气、祛风止痛、解郁通达。

● 主治
月经不调、产后瘀滞腥痛、癥瘕肿块。

薰衣草茶

XunYiCaoCha

主要材料

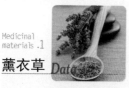

Medicinal materials .1

薰衣草 *Data*

A 薰衣草···10克
玫瑰花···10克

B 金盏花···6克
蜂蜜···适量

做法用法

1. 将薰衣草、玫瑰花、金盏花放入杯中。
2. 用沸水冲泡10~20分钟后，加入蜂蜜，即可饮用。
3. 每日1剂，不拘时，代茶饮。

 茶疗功效

本茶中的薰衣草具有杀菌、止痛、镇静的功效；玫瑰花具有利气行血、治风痹、散痹止痛的功效；金盏花具有行气活血、消炎抗菌的功效。

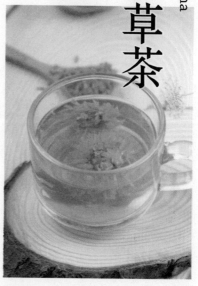

龙眼茶

LongYanCha

Point 益心安神 补益气血

主要材料

Medicinal materials .1

龙眼 *Data*

A 龙眼···10克
生姜···6克

B 枸杞子···5克
蜂蜜···适量

做法用法

1. 将龙眼放入锅中，用水煎煮；生姜切丝。
2. 将生姜丝、枸杞子放入龙眼肉煎煮液中，再加入蜂蜜，即可饮用。
3. 每日1剂，不拘时，代茶饮。

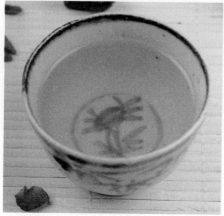

 茶疗功效

本茶中的龙眼具有泻火解毒的功效；生姜具有开胃止呕、化痰止咳、发汗解表的功效；枸杞子具有养肝润肺、滋补肝肾、益精明目的良好功效。

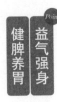

SiJunZiCha

四君子茶

益气强身

健脾养胃

Point

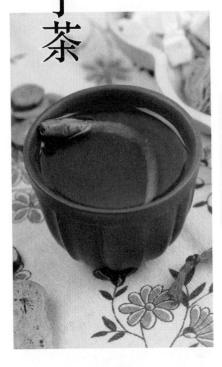

☕ 茶疗功效

本茶具有健脾和胃、益气温身的功效。茶中的人参具有大补元气、复脉固脱、补脾益肺的功效；白术具有健脾益气、燥湿利水的功效；茯苓具有渗湿利水、健脾和胃的功效；炙甘草具有补脾和胃的功效。

✚ 健康叮咛

本茶适宜年老体弱、脾胃气虚、消化力弱、腹胀肠鸣者饮用。但舌苔厚腻者不宜饮用。

主要材料	做法用法
A 白术···9克 茯苓···9克 人参···6克 B 炙甘草···3克 蜂蜜···适量	1. 将人参、白术、茯苓、炙甘草研成粗末。 2. 将药末放入杯中，用沸水冲泡15～20分钟后，加入蜂蜜，即可饮用。 3. 每日1剂，频频饮用。

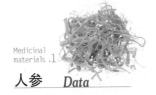

Medicinal materials .1

人参 *Data*

别名/山参、园参。

性味/性平，味甘、微苦。

功效/大补元气。

主治/劳伤虚损、厌食、倦怠。

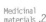
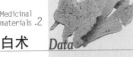

Medicinal materials .2

白术 *Data*

★ **别名**
于术、冬术、冬白术。

◆ **性味**
性温，味苦、甘。

▲ **功效**
健脾益气、燥湿利水、止汗、安胎。

● **主治**
脾虚食少、腹胀泄泻、痰饮眩悸、胎动不安。

Medicinal materials .3

茯苓 *Data*

★ **别名**
云苓、松苓、茯灵。

◆ **性味**
性平，味甘。

▲ **功效**
渗湿利水、健脾和胃、宁心安神、止咳化痰。

● **主治**
小便不利、水肿胀满、痰饮咳逆、恶阻。

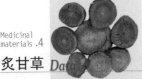

Medicinal materials .4

炙甘草 *Data*

★ **别名**
草根、红甘草、甘草。

◆ **性味**
性平，味甘。

▲ **功效**
补脾和胃、益气复脉、养血化湿、调和诸药。

● **主治**
脾胃虚弱、倦怠乏力、惊悸。

茉莉菖蒲茶
MoLiChangPuCha

健脾安神 | 和胃止痛

[主要材料]

Medicinal materials .1

菖蒲

Data

A 茉莉花···10克 / 菖蒲···10克
B 青茶···5克 / 蜂蜜···适量

[做法用法]

1. 将茉莉花、菖蒲、青茶研为粗末。
2. 将药末放入杯中，用开水冲泡10分钟后，加入蜂蜜，即可饮用。
3. 每日1剂，不拘时，代茶饮。

☕ 茶疗功效

　　本茶中的茉莉花搭配开窍理气的菖蒲以及除烦渴的青茶，可使人体气机疏畅、情绪安定。且茉莉花还具有理气开郁、辟秽和中的功效。

藿香茶
HuoXiangCha

Point
化湿消滞 | 理气醒胃

[主要材料]

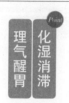

Medicinal materials .1

藿香

Data

A 藿香···20克 / 生姜···6克
B 枸杞子···5克 / 蜂蜜···适量

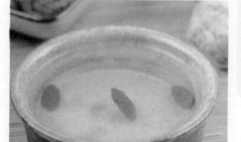

[做法用法]

1. 将藿香放入锅中，用水煎煮，去渣取汁。
2. 将生姜丝，与枸杞子一同放入藿香汁中，冲泡10分钟后，加入蜂蜜，即可饮用。
3. 每日1剂，不拘时，代茶饮。

☕ 茶疗功效

　　本茶中的藿香不仅能促进胃液分泌，增强消化能力，对胃肠道起到解痉作用，而且还有扩张微血管，促进发汗的功能。

WuXiangNaiCha

五香奶茶

延年益寿 | *Point* 补脾益肾

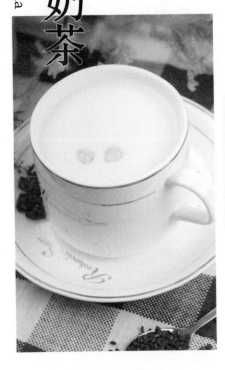

☕ 茶疗功效

本茶具有延年益寿、补脾益肾的功效。茶中的牛奶具有补虚损、益肺胃、生津润肠的良好功效；芝麻具有补血明目、祛风润肠抗衰老的功效；杏仁具有补血明目的功效。

🌿 健康叮咛

本茶适宜营养不良、身体虚弱者补益服用，也可作为中老年人抗衰老的保健饮品。

主要材料	做法用法
A 洞庭碧螺春···55克 芝麻···30克 杏仁···20克 B 蜂蜜···5克 牛奶···适量	1. 将杏仁、芝麻研成细末；将洞庭碧螺春与牛奶熬制成奶茶。 2. 将杏仁末、芝麻末放入奶茶中，加入蜂蜜，即可饮用。 3. 每日1剂，不拘时，代茶饮。

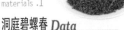

Medicinal materials .1

洞庭碧螺春 Data

别名/碧螺春。

性味/性寒，味苦。

功效/止渴生津。

主治/心血管疾病、失眠、通便、心绞痛。

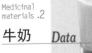

Medicinal materials .2

牛奶 *Data*

★ 别名
牛乳。

◆ 性味
性平，味甘。

▲ 功效
补虚损、益肺胃、生津润肠、强身健体。

● 主治
高血压病、冠心病、动脉硬化。

Medicinal materials .3

芝麻 *Data*

★ 别名
胡麻、白麻、黑芝麻。

◆ 性味
性温，味苦。

▲ 功效
补血明目、祛风润肠、生津通乳、益肝养发。

● 主治
身体虚弱、头晕耳鸣、咳嗽。

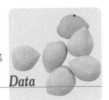

Medicinal materials .4

杏仁 *Data*

★ 别名
杏核仁、杏子、木落子。

◆ 性味
性温，味苦。

▲ 功效
宣肺止咳、润肠通便、杀虫解毒、降气平喘。

● 主治
咳嗽、喘促胸满、喉痹咽痛、肠燥便秘、虫毒疮疡。

乞力伽茶

QiLiJiaCha

Point

补益气血 健脾养胃

主要材料

Medicinal materials .1

白芍 *Data*

A
白术···5克
白芍···3克
白茯苓···3克
乌龙茶···3克

B
生姜···3克
甘草···3克

做法用法

1. 将白术、白芍、白茯苓研成粗末。
2. 将生姜切丝，与药末、甘草一同放入杯中，用开水冲泡10分钟，即可饮用。
3. 每天1剂，不拘时，代茶饮。

☕ 茶疗功效

本茶具有补益气血、健脾养胃的功效。茶中的白术具有健脾益气、燥湿利水、止汗、安胎的功效；白芍具有养血柔肝、缓中止痛、敛阴收汗的功效；白茯苓具有利水渗湿、益脾和胃、宁心安神的功效。

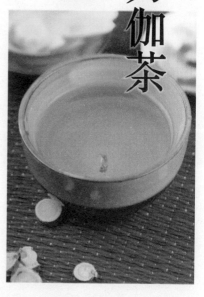

须问茶

XuWenCha

Point

养血疏肝 补脾和胃

主要材料

Medicinal materials .1

木香 *Data*

A
大枣···200克
丁香···5克
陈皮···3克
木香···1.5克

B
生姜···适量
甘草···适量

做法用法

1. 将生姜晒干，与陈皮、丁香、木香一同研成粗末。
2. 将药末、大枣、甘草一同放入杯中，用开水冲泡10分钟，即可饮用。
3. 每日1剂，不拘时，代茶饮。

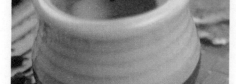

☕ 茶疗功效

本茶具有补脾和胃、养血疏肝的功效。茶中的大枣具有补中益气、养血安神的功效；丁香具有温中、暖肾、降逆的良好功效；木香具有理气、行气、温里的功效；陈皮具有理气健脾、燥湿化痰的功效。

DaZaoCongBaiCha

大枣葱白茶

养血安神 | 健脾益气 | *Point*

☕ 茶疗功效

本茶中的大枣具有补中益气、养血安神的功效；葱白具有发汗、通阳、解毒、杀虫的功效。

✚ 健康叮咛

本茶适宜心烦失眠、面色萎黄、体质虚弱、食欲不振、大便溏薄者饮用。

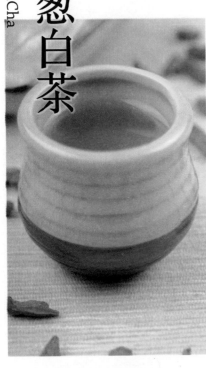

主要材料

A
大枣···20枚
葱白···7根

B
枸杞子···5克
蜂蜜···适量

做法用法

1. 葱白去根须洗净，切成细末，备用。
2. 将大枣、葱白末、枸杞子一同放入杯中，用开水冲泡10分钟后，加入蜂蜜，即可饮用。
3. 每日1剂，不拘时，代茶饮。

大枣 Data
Medicinal materials .1

别名/枣白蒲枣。
性味/性温，味甘。
功效/补中益气。
主治/心神不宁、免疫力低下。

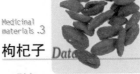

葱白 Data
Medicinal materials .2

★ 别名
葱茎白、大葱白。

◆ 性味
性温，味辛。

▲ 功效
发表、通阳、解毒、杀虫。

● 主治
感冒风寒、二便不通、疮痈肿痛、虫积腹痛。

枸杞子 Data
Medicinal materials .3

★ 别名
枸杞、苟起子、枸杞红实。

◆ 性味
性平，味甘。

▲ 功效
养肝润肺、滋补肝肾、益精明目、强身健体。

● 主治
虚劳精亏、腰膝酸痛、眩晕耳鸣、内热消渴、血虚萎黄。

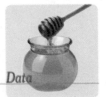

蜂蜜 Data
Medicinal materials .4

★ 别名
岩蜜、石蜜、石饴。

◆ 性味
性平，味甘。

▲ 功效
保护肝脏、补充体力、消除疲劳、抑菌杀菌。

● 主治
便秘、皮肤暗黄、失眠、贫血、神经系统疾病。

☕ 茶疗功效

本茶具有益气健脾、渗湿止泻的功效。茶中的莲子具有清心醒脾、补脾止泻的良好功效；薏仁具有健脾渗湿的功效；砂仁具有温脾止泻的功效；白扁豆具有补脾和中的功效；桔梗具有宣肺、排脓的功效。

♥ 健康叮咛

本茶适宜脾虚腹泻、四肢乏力、形体消瘦、面色萎黄者饮用。但儿童不宜饮用。

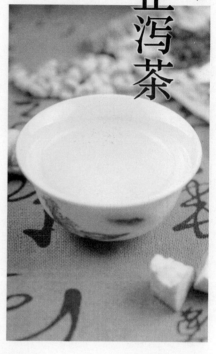

健脾止泻茶
JianPiZhiXieCha

Point
渗湿止泻　益气健脾

主要材料	做法用法
莲子···9克 A 薏仁···9克 砂仁···6克 桔梗···6克 B 白扁豆···5克 甘草···5克	1. 将莲子、薏仁、砂仁、甘草、白扁豆、桔梗研为粗末。 2. 将药末放入杯中，用沸水冲泡10分钟后，去渣取汁。 3. 每日2剂。

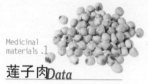

Medicinal materials .1
莲子肉Data

别名／莲实、莲米。

性味／性平，味涩。

功效／清心醒脾。

主治／心烦失眠、脾虚久泻。

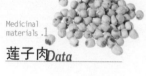

Medicinal materials .2
薏仁 Data

★ 别名
薏苡仁、苡仁、薏米。

◆ 性味
性凉，味甘、淡。

▲ 功效
健脾渗湿、除痹止泻、清热排毒、美容养颜。

● 主治
水肿、小便不利、湿痹拘挛、脾虚泄泻。

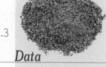

Medicinal materials .3
砂仁 Data

★ 别名
阳春砂、春砂仁、蜜砂仁。

◆ 性味
性温，味辛。

▲ 功效
化湿开郁、温脾止泻、理气安胎。

● 主治
脾胃虚寒、呕吐泄泻、妊娠恶阻、胎动不安。

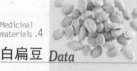

Medicinal materials .4
白扁豆 Data

★ 别名
藊豆、白藊豆、南扁豆。

◆ 性味
性微温，味甘。

▲ 功效
补脾和中、化湿消暑、消食通肠。

● 主治
脾胃虚弱、食欲不振、大便溏泻、白带过多、暑湿吐泻。

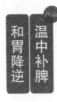

ShiQianCha

柿钱茶

和胃降逆 | 温中补脾 *Point*

☕ 茶疗功效

本茶中的柿钱具有降逆止呕的功效；丁香具有温中、暖肾、降逆的良好功效；人参具有大补元气、复脉固脱、补脾益肺、生津止渴、安神益智的功效。

💟 健康叮咛

本茶适宜咳嗽不止、面色苍白、食欲不振、舌淡苔白、脉沉细弱者饮用。但口渴、舌苔黄腻者不宜饮用。

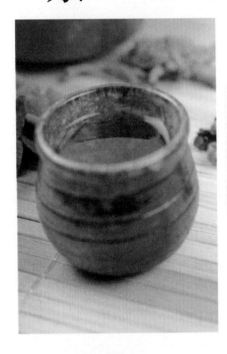

主要材料	做法用法
A 柿钱…5克 丁香…5克 B 人参…3克 蜂蜜…适量	1. 将柿钱、丁香、人参研成粗末，备用。 2. 将药末放入放杯中，用沸水冲泡30分钟后，加入蜂蜜，即可饮用。 3. 每日1剂，不拘时，代茶饮。

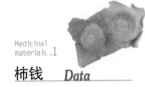

Medicinal materials .1

柿钱 *Data*

别名/柿蒂、柿丁。

性味/性微寒、甘。

功效/降逆止呕。

主治/咳嗽、噫气、反胃。

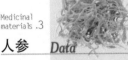

Medicinal materials .2

丁香 *Data*

★ 别名
洋丁香。

◆ 性味
性温，味辛。

▲ 功效
温中、暖肾、降逆、和胃。

● 主治
呃逆、呕吐、反胃、痢疾、心腹冷痛。

Medicinal materials .3

人参 *Data*

★ 别名
山参、园参、人衔。

◆ 性味
性平，味甘、微苦。

▲ 功效
大补元气、复脉固脱、补脾益肺、补血养气。

● 主治
劳伤虚损、食少、倦怠、反胃吐食、大便滑泄、虚咳喘促。

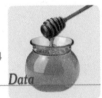

Medicinal materials .4

蜂蜜 *Data*

★ 别名
岩蜜、石蜜、石饴。

◆ 性味
性平，味甘。

▲ 功效
保护肝脏、补充体力、消除疲劳、抑菌杀菌。

● 主治
便秘、皮肤暗黄、失眠、贫血、神经系统疾病。

五苓茶 WuLingCha

Point

健脾祛湿　化气利水

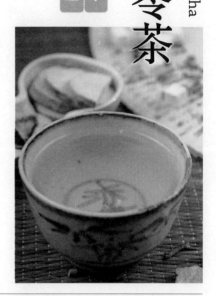

主要材料

Medicinal materials .1
茯苓 *Data*

A
茯苓···5克
猪苓···5克
泽泻···5克
白术···5克

B
花茶···3克
桂枝···3克

做法用法

1. 将茯苓、猪苓、泽泻、白术、桂枝洗净放入锅中，用水煎煮，去渣取汁。
2. 用药汁冲泡花茶。
3. 每日1剂，不拘时，代茶饮。

🍵 茶疗功效

　　本茶中的茯苓具有渗湿利水、健脾和胃、宁心安神的功效；猪苓具有利水渗湿的良好功效；泽泻具有利水渗湿的良好功效；白术具有健脾益气、燥湿利水、止汗、安胎的功效；桂枝具有发汗解肌、温经通脉、助阳化气、散寒止痛的良好功效。

苍术茶 CangZhuCha

Point

降低血糖　燥湿辟秽

主要材料

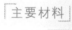
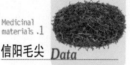

Medicinal materials .1
信阳毛尖 *Data*

A
苍术···10克
枸杞子···5克

B
信阳毛尖···3克
蜂蜜···适量

做法用法

1. 将苍术、枸杞子洗净，放入锅中，用水煎煮，去渣取汁。
2. 用药汁冲泡信阳毛尖，温热时加入蜂蜜，即可饮用。
3. 每日1剂，不拘时，代茶饮。

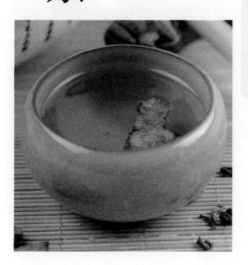

🍵 茶疗功效

　　本茶中的苍术具有燥湿健脾、祛风散寒的功效；信阳毛尖具有止渴生津、清热消暑、解毒消食、通便治痢、延年益寿的良好功效；枸杞子具有养肝、润肺、滋补肝肾、益精明目的良好功效；蜂蜜具有保护肝脏、补充体力、消除疲劳、增强抵抗力、杀菌的功效。

健脾益胃药茶药材推荐

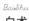

白术 *BaiShu*

健脾益气、
燥湿利水、
安胎止汗。

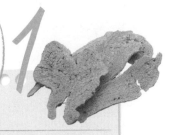

别名

于术、冬术、冬白术。

性味

性温，味苦、甘。

主治

脾虚食少、腹胀泄泻、痰多苔腻、水肿、盗汗、胎动不安。

食用禁忌

胃胀腹胀及滞饱闷者不宜食用。

石斛 *ShiHu*

益胃生津、
滋阴清热。

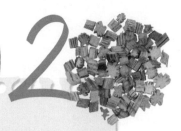

别名

石斛兰、石兰、枫豆。

性味

性微寒，味甘。

主治

阴伤津亏、口干烦渴、食少干呕、病后虚热、目暗不明。

食用禁忌

脾胃虚寒及苔白腻者不宜食用。

苹果 *PingGuo*

生津润肺、健脾益胃

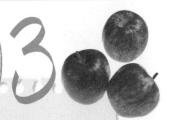

别名

滔婆、柰、柰子。

性味

性凉，味甘。

主治

津少口渴、脾虚泄泻、食后腹胀、饮酒过度。

食用禁忌

冠心病、心肌梗塞及肾病患者不宜食用。

甘蔗 *GanZhe*

清热生津、
补肺益胃

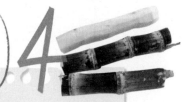

别名

薯蔗、糖蔗、黄皮果蔗。

性味

性微寒，味甘、微苦。

主治

心烦口渴、反胃呕吐以及肺燥引发的咳嗽气喘。

食用禁忌

脾胃虚寒者不宜食用。

茯苓

Fuling

渗湿利水、
健脾和胃、
宁心安神。

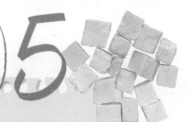

别名

云苓、松苓、茯灵。

性味

性平，味甘。

主治

小便不利、水肿胀满、痰多咳嗽、腹
泻不止、遗精、心悸、健忘。

食用禁忌

虚寒精滑或气虚下陷者不宜食用。

韭菜

JiuCai

健胃提神、
止汗固涩、
补肾助阳。

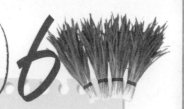

别名

韭、山韭、扁菜。

性味

性温，味甘、辛。

主治

阳痿、早泄、遗精、多尿、腹中冷
痛、胃中虚热、经闭、白带过多。

食用禁忌

扁桃腺炎、鼻蓄脓和中耳炎患者不宜
食用。

生姜

ShengJiang

开胃止呕、
化痰止咳、
发汗解表。

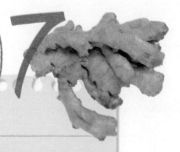

别名

姜。

性味

性温、甘，味辛

主治

外感风寒、流清鼻涕、头痛发烧以及
淋雨后而引起的全身发冷、腹痛。

食用禁忌

阴虚、内热、痔疮及高血压患者不宜
食用。

小麦

XiaoMai

养心益脾、
除烦止渴、
调和五脏。

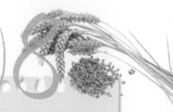

别名

浮麦、浮小麦、空空麦、麦子软粒。

性味

性平，味甘。

主治

妇女脏躁、精神不安、烦热、口干、
小便不利、脾胃不适。

食用禁忌

过敏体质者不宜食用。

CHAPTER 3

四季茶饮，滋补养生

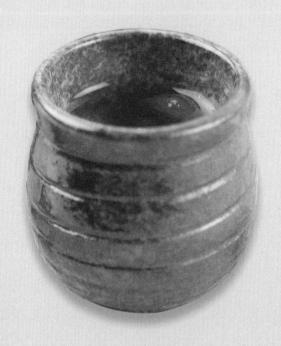

以茶养身，以茶滋补。

春季振奋精神，提高人体机能。

夏季消暑解毒，止渴生津。

秋季清除体内余热，恢复津液。

冬季强身补体，有助养生。

本章基于
中医养生与茶饮养生
的理论与实践基础，
结合四季的气候变化
对人体产生的相关影响，
并从家庭医疗保健的角度，
精选了41种可简单制作的药茶饮方，
调养各种身体疾病等方面，
内容深入浅出，
可供家庭日常保健使用。

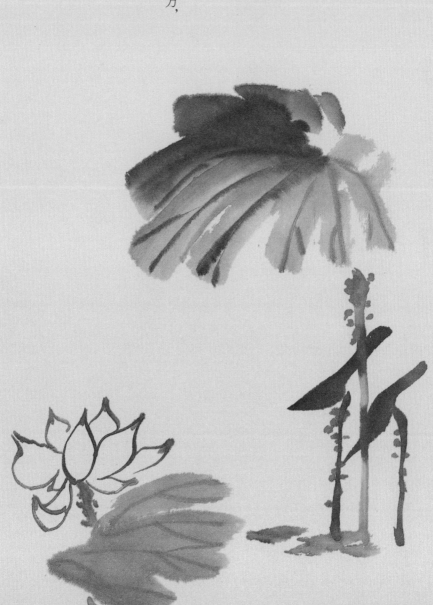

蒲公英茶

PuGongYingCha

消肿散结 清热解毒

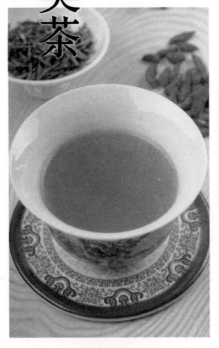

☕ 茶疗功效

此茶中的蒲公英清热解毒；茶叶具有止渴生津的良好功效；枸杞子具有养肝润肺的良好功效；蜂蜜具有保护肝脏、补充体力、消除疲劳的功效。

健康叮咛

本茶适宜患有上呼吸道感染、眼结膜炎、流行性腮腺炎、乳痈肿痛、胃炎等症者饮用。

主要材料

A
蒲公英···20克
茶叶···3克

B
枸杞子···5克
蜂蜜···适量

做法用法

1. 将蒲公英、枸杞子放入锅中，用水煎煮，去渣取汁。
2. 用药汁冲泡茶叶，温热时加入蜂蜜，即可饮用。
3. 每日1剂，不拘时，代茶饮。

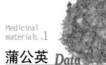

Medicinal materials .1

蒲公英 Data

别名/蒲蒲公草。

性味/性寒，味苦、甘。

功效/清热解毒。

主治/高血压。

Medicinal materials .2

洞庭碧螺春 Data

★ 别名
碧螺春。

◆ 性味
性寒，味苦。

▲ 功效
止渴生津、清热消暑、解毒消食、祛风解表。

● 主治
心血管疾病、失眠、便秘、心绞痛、腹痛。

Medicinal materials .3

枸杞子 Data

★ 别名
枸杞、苟起子、枸杞红实。

◆ 性味
性平，味甘。

▲ 功效
养肝润肺、滋补肝肾、益精明目、强身健体。

● 主治
虚劳精亏、腰膝酸痛、眩晕耳鸣、内热消渴。

Medicinal materials .4

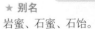

蜂蜜 Data

★ 别名
岩蜜、石蜜、石饴。

◆ 性味
性平，味甘。

▲ 功效
保护肝脏、补充体力、消除疲劳、抑菌杀菌。

● 主治
便秘、皮肤暗黄、失眠、贫血、神经系统疾病。

GanZheHongCha

甘蔗红茶

清热生津
醒酒和胃

Point

主要材料

Medicinal materials .1

甘蔗 *Data*

A 甘蔗···500克
枸杞子···5克

B 红茶···3克
蜂蜜···适量

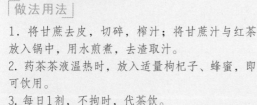

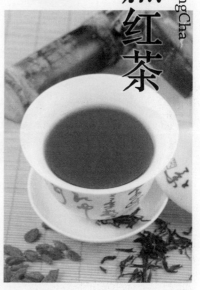

做法用法

1. 将甘蔗去皮，切碎，榨汁；将甘蔗汁与红茶放入锅中，用水煎煮，去渣取汁。

2. 药茶茶液温热时，放入适量枸杞子、蜂蜜，即可饮用。

3. 每日1剂，不拘时，代茶饮。

☕ 茶疗功效

本茶中的甘蔗具有清热生津、下气润燥、补肺益胃的功效；红茶具有利尿、消炎杀菌、提神消疲的良好功效；枸杞子具有养肝润肺、滋补肝肾的良好功效；蜂蜜具有保护肝脏、补充体力、消除疲劳的功效。

ShengMaCha

升麻茶

发表升阳
解毒透疹

Point

主要材料

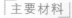

Medicinal materials .1

升麻 *Data*

A 升麻···10克
绿茶···5克

B 枸杞子···3克
蜂蜜···适量

做法用法

1. 将升麻、枸杞子洗净放入锅中用水煎煮，去渣取汁。

2. 用药汁冲泡绿茶，药茶温热时加入蜂蜜，即可饮用。

3. 每日1剂，不拘时，代茶饮。

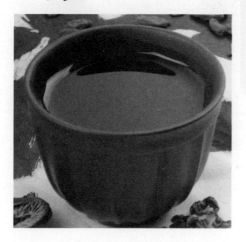

☕ 茶疗功效

本茶中的升麻具有发表透疹、清热解毒、升举阳气的功效；绿茶具有止渴生津、清热消暑、解毒消食、延年益寿的良好功效；枸杞子具有养肝、润肺、滋补肝肾、益精明目的良好功效。蜂蜜具有保护肝脏、补充体力、消除疲劳的功效。

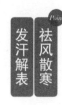

CongChiCha

葱豉茶

发汗解表 | 祛风散寒 *Point*

☕ 茶疗功效

本茶具有发汗解表、祛风散寒的功效。茶中的葱白具有解毒的功效；淡豆豉具有解肌发表的良好功效；洞庭碧螺春具有止渴生津、清热消暑的良好功效；蜂蜜具有保护肝脏的功效。

💗 健康叮咛

本茶适宜患有风寒感冒、头痛、咽喉肿痛者饮用。但患有重感冒者不宜饮用。

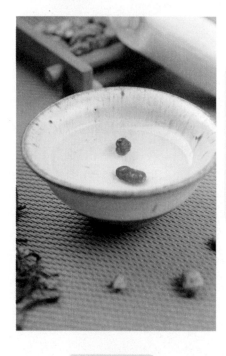

主要材料	做法用法
A 淡豆豉···20克 葱白···10根 B 洞庭碧螺春···5克 蜂蜜···适量	1. 将葱白、淡豆豉捣烂，放入热水杯中，用开水冲泡后，去渣取汁。 2. 用药汁冲泡洞庭碧螺春，药茶茶液温热时加入蜂蜜，即可饮用。 3. 每日1剂，频频饮用。

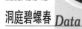

Medicinal materials .1

葱白 *Data*

别名/葱茎白。

性味/性温，味辛。

功效/发表通阳。

主治/感冒风寒、阴寒腹痛。

Medicinal materials .2

淡豆豉 *Data*

★ 别名
香豉、豉、淡豉。

◆ 性味
性平，味苦、辛。

▲ 功效
解肌发表、宣郁除烦。

● 主治
寒热头痛、心烦、胸闷、虚烦不眠。

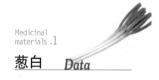

Medicinal materials .3

洞庭碧螺春 *Data*

★ 别名
碧螺春。

◆ 性味
性寒，味苦。

▲ 功效
止渴生津、清热消暑、解毒消食、祛风解表。

● 主治
心血管疾病、失眠、便秘、心绞痛、腹痛。

Medicinal materials .4

蜂蜜 *Data*

★ 别名
岩蜜、石蜜、石饴。

◆ 性味
性平，味甘。

▲ 功效
保护肝脏、补充体力、消除疲劳、抑菌杀菌。

● 主治
便秘、皮肤暗黄、失眠、贫血、神经系统疾病。

QiangHuoCha

羌活茶

主要材料

Medicinal materials .1

羌活 *Data*

A 羌活···10克
绿茶···5克

B 枸杞子···3克
蜂蜜···适量

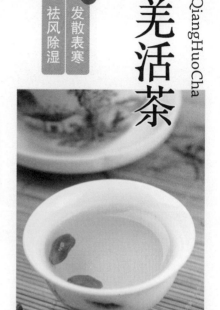

做法用法

1. 将羌活、绿茶、枸杞子放入锅中，用水煎煮，去渣取汁。
2. 药茶茶液温热时，加入适量蜂蜜，即可饮用。
3. 每日1剂，不拘时，代茶饮。

☕ 茶疗功效

　　本茶中的羌活具有解表、祛风湿、止痛的功效；绿茶具有止渴生津、清热消暑、解毒消食、通便治痢、祛风解表、延年益寿的良好功效；枸杞子具有养肝、润肺、滋补肝肾、益精明目的良好功效；蜂蜜具有保护肝脏、补充体力、消除疲劳、增强抵抗力、杀菌的功效。

ShengMaGeGenCha

升麻葛根茶

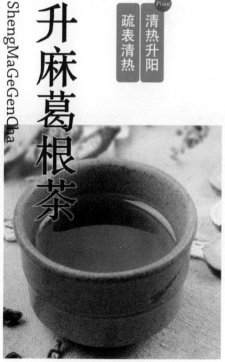

主要材料

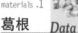

Medicinal materials .1

葛根 *Data*

A 升麻···5克
葛根···3克
白芍···3克
绿茶···3克

B 甘草···3克
蜂蜜···适量

做法用法

1. 将升麻、葛根、白芍、甘草研成粗末。
2. 将药末、绿茶一同放入杯中，用开水冲泡10分钟后，加入蜂蜜，即可饮用。
3. 每日1剂，不拘时，代茶饮。

☕ 茶疗功效

　　本茶中的升麻具有发表透疹、清热解毒、升举阳气的功效；葛根具有解表退热、生津、透疹、升阳止泻的良好功效；白芍具有养血柔肝、缓中止痛、敛阴收汗的功效；绿茶具有止渴生津、清热消暑、解毒消食、通便治痢、祛风解表、延年益寿的良好功效。

核桃葱姜茶

HeTaoCongJiangCha

发汗解表 | 补肾温肺

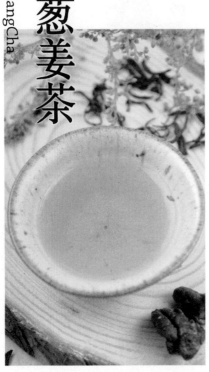

茶疗功效

本茶具有发汗解表、补胃温肺的功效。茶中的核桃仁具有补肾温肺、润肠通便的功效；葱白具有发表的功效；生姜具有开胃止呕的功效；红茶具有利尿、消炎杀菌的良好功效。

健康叮咛

本茶适宜患有肺气虚弱、慢性咳嗽气喘、外感风寒、全身酸痛、鼻流清涕等症者饮用。但上火、体质阴虚者不宜饮用。

主要材料

A 葱白···25克
生姜···25克
核桃仁···10克

B 红茶···15克
蜂蜜···适量

做法用法

1. 将核桃仁捣烂；将葱白、生姜切丝，与核桃仁一同放入热水瓶中。
2. 加入红茶，用热水冲泡10分钟，加入蜂蜜即可。
3. 每日1剂，不拘时，代茶饮。

Medicinal materials .1

核桃仁 Data

别名/胡桃仁、胡桃肉。
性味/性温，味甘。
功效/补肾温肺。
主治/腰膝酸软、阳痿遗精。

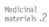

Medicinal materials .2

葱白 Data

★ 别名
葱茎白、葱白头、大葱白。

◆ 性味
性温，味辛。

▲ 功效
解毒消肿、理血化瘀、通便润肠。

● 主治
感冒风寒、阴寒腹痛、虫积腹痛、皮肤肿毒。

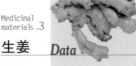

Medicinal materials .3

生姜 Data

★ 别名
姜。

◆ 性味
性温，味辛。

▲ 功效
开胃止呕、化痰止咳、发汗解表、清热解毒。

● 主治
外感风寒、鼻子不通气、流清鼻涕、肚子痛。

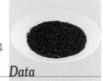

Medicinal materials .4

红茶 Data

★ 别名
乌茶。

◆ 性味
性温，味甘。

▲ 功效
利尿、消炎杀菌、提神消疲、延年益寿。

● 主治
胸胃不适、食欲不振、尿急、浮肿。

桑菊香豉茶

SangJuXiangChiCha

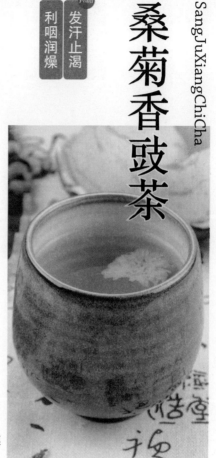

☕ 茶疗功效

本茶具有发汗止痛、利咽润燥的功效。且此茶中的桑叶具有疏散风热、清肺润燥的功效；菊花具有散风清热、平肝明目的功效；香豉具有解肌发表的良好功效；梨皮具有清心润肺的功效。

♥ 健康叮咛

本茶适宜患有风寒、头痛、咳嗽少痰、咽干鼻燥等症者饮用。

主要材料	做法用法
桑叶···6克 A 菊花···6克 香豉···6克 B 梨皮···3克 蜂蜜···适量	1. 将桑叶、菊花、香豉、梨皮洗净，放入锅中，用水煎煮。 2. 用茶漏滤取药汁液，温热时加入蜂蜜，即可饮用。 3. 每日1剂，不拘时，代茶饮。

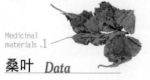

Medicinal materials .1

桑叶 Data

别名／家桑、荆桑。

性味／性寒，味甘、苦。

功效／疏散风热。

主治／感冒、急性结膜炎、眼睛肿痛。

Medicinal materials .2

菊花 Data

★ 别名
黄花、九花、女华。

◆ 性味
性微寒，味辛、甘、苦。

▲ 功效
散风清热、平肝明目、消肿解毒。

● 主治
风热感冒、头痛眩晕、眼睛肿痛、眼目昏花。

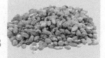

Medicinal materials .3

香豉 Data

★ 别名
豉、淡豉、大豆豉。

◆ 性味
性平，味苦、辛。

▲ 功效
解肌发表、宣郁除烦、调中和胃。

● 主治
寒热头痛、心烦、胸闷、虚烦不眠。

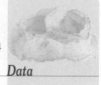

Medicinal materials .4

梨皮 Data

★ 别名
梨皮。

◆ 性味
性凉，味甘、涩。

▲ 功效
清心润肺、降火生津、和胃止咳。

● 主治
中暑、咳嗽、吐血、心烦失眠。

葛根茶

GeGenCha

升阳解肌

除烦止渴

Point

☕ 茶疗功效

本茶中的葛根具有解表退热的良好功效；绿茶具有止渴生津的良好功效；枸杞子具有养肝润肺、滋补肝肾、益精明目的良好功效；蜂蜜具有保护肝脏的功效。

✚ 健康叮咛

本茶适宜患有高血脂、高血压、高血糖、冠心病、心绞痛、神经性头痛等症者饮用。

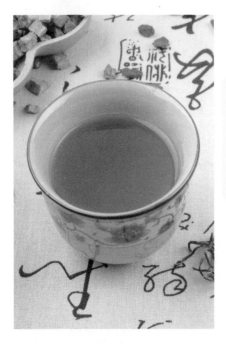

主要材料	做法用法
葛根···10克 （A） 洞庭碧螺春···5克 枸杞子···3克 （B） 蜂蜜···适量	1. 将葛根、洞庭碧螺春、枸杞子放入锅中，用开水冲泡。 2. 将药汁去渣取汁后，加入蜂蜜，即可饮用。 3. 每日1剂，不拘时，代茶饮。

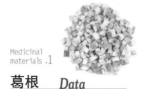

Medicinal materials .1

葛根 *Data*

别名/野葛。

性味/性凉，味甘、辛。

功效/解表退热。

主治/发热头痛、高血压、高血脂。

Medicinal materials .2

洞庭碧螺春 Data

★ 别名
碧螺春。

◆ 性味
性寒，味苦。

▲ 功效
止渴生津、清热消暑、解毒消食、祛风解表。

● 主治
心血管疾病、失眠、便秘、心绞痛、腹痛。

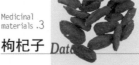

Medicinal materials .3

枸杞子 Data

★ 别名
枸杞、苟起子、枸杞红实。

◆ 性味
性平，味甘。

▲ 功效
养肝润肺、滋补肝肾、益精明目、强身健体。

● 主治
虚劳精亏、腰膝酸痛、眩晕耳鸣、血虚萎黄。

Medicinal materials .4

蜂蜜 Data

★ 别名
岩蜜、石蜜、石饴。

◆ 性味
性平，味甘。

▲ 功效
保护肝脏、补充体力、消除疲劳、抑菌杀菌。

● 主治
便秘、皮肤暗黄、失眠、贫血、神经系统疾病。

黄芪升麻茶

HuangQiShengMaCha

透疹解毒 | 益气升阳

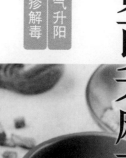

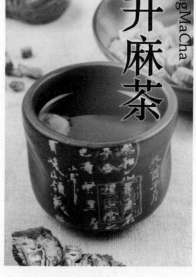

主要材料

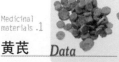

Medicinal materials .1
黄芪 *Data*

A
黄芪···30克
郁李仁···10克
升麻···5克

B
防风···3克
蜂蜜···适量

做法用法

1. 将黄芪、升麻、郁李仁、防风研为粗末,置杯中。

2. 将药末用沸水冲泡20分钟后,加入蜂蜜,即可饮用。

3. 每日1剂,频频代茶饮服。

 茶疗功效

本茶中的黄芪具有益气固表、敛汗固脱、利水消肿的功效;升麻具有发表透疹、清热解毒、升举阳气的功效;防风具有祛风解表、胜湿止痛、止痉定搐的良好功效;郁李仁具有润燥滑肠、下气利水的功效。

生姜茶

ShengJiangCha

回阳通脉 | 温中散寒

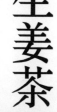

主要材料

Medicinal materials .1
红茶 *Data*

A
生姜···10克
红茶···3克

B
枸杞子···5克
蜂蜜···适量

做法用法

1. 将生姜、枸杞子放入锅中;用水煎煮,去渣取汁。

2. 用药汁冲泡红茶,药茶温热时,加入蜂蜜,冲饮至味淡。

3. 每日1剂,不拘时,代茶饮。

 茶疗功效

本茶中的生姜具有开胃止呕、化痰止咳、发汗解表的功效;红茶具有利尿、消炎杀菌、提神消疲的良好功效;枸杞子具有养肝润肺、滋补肝肾、益精明目的良好功效;蜂蜜具有保护肝脏、补充体力、消除疲劳、增强抵抗力、杀菌的功效。

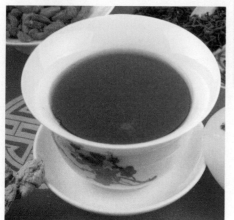

WuMeiCha

乌梅茶

Point

养胃益气

生津止渴

☕ 茶疗功效

本茶中的乌梅含有柠檬酸、苹果酸、琥珀酸、碳水化合物等成分，具有抗菌、抗过敏、解暑热的功效；生姜祛寒，具有温运脾胃的功效。

✚ 健康叮咛

本茶适宜口渴、咽干、肿瘤化疗后等症者饮用。但患有慢性胃炎引起胃酸过多者不宜服饮。

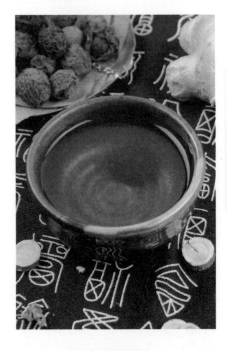

主要材料	做法用法
乌梅···500克 A 甘草···60克 生姜···15克 B 蜂蜜···适量	1.将乌梅放入清水中浸泡1小时后，上蒸笼蒸30分钟。 2.将蒸完的乌梅、甘草、生姜捣烂后，放入杯中，用水冲泡后，加入蜂蜜，即可饮用。 3.每日1剂。

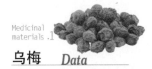

Medicinal materials .1

乌梅 *Data*

别名/酸梅、黄仔。

性味/性平，味酸、涩。

功效/敛肺涩肠。

主治/肺虚久咳、虚热烦渴。

Medicinal materials .2

甘草 *Data*

★ 别名
粉甘草、甘草梢、甜根子。

◆ 性味
性平，味甘。

▲ 功效
补脾益气、清热解毒、祛痰止咳、缓急止痛。

● 主治
脾胃虚弱、倦怠乏力、心悸气短、咳嗽痰多。

Medicinal materials .3

生姜 *Data*

★ 别名
姜。

◆ 性味
性温，味辛。

▲ 功效
开胃止呕、化痰止咳、发汗解表、清热解毒。

● 主治
外感风寒、鼻子不通气、流清鼻涕、肚子痛。

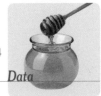

Medicinal materials .4

蜂蜜 *Data*

★ 别名
岩蜜、石蜜、石饴。

◆ 性味
性平，味甘。

▲ 功效
保护肝脏、补充体力、消除疲劳、抑菌杀菌。

● 主治
便秘、皮肤暗黄、失眠、贫血、神经系统疾病。

菠菜根茶

BoCaiGenCha

清热润燥
养血止血

主要材料

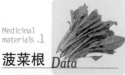

Medicinal materials .1

菠菜根 Data

A 菠菜根···250克
甘草···5克

B 枸杞子···4克
生姜···3克

做法用法

1. 将菠菜根、甘草、枸杞子、生姜洗净，放入锅中，用水煎煮。
2. 用茶漏滤取药汁液，即可饮用。
3. 每日1剂，不拘时，代茶饮。

☕ 茶疗功效

本茶中的菠菜根具有利五脏、通血脉、止渴、润肠的功效；甘草具有补脾益气、清热解毒、祛痰止咳、缓急止痛、调和诸药的功效；枸杞子具有养肝、润肺、滋补肝肾、益精明目的良好功效；生姜具有开胃止呕、化痰止咳、发汗解表的功效。

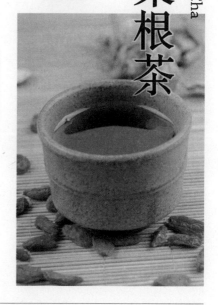

ZhuYeBoHeCha

竹叶薄荷茶

Point
利咽润喉
消暑清热

主要材料

Medicinal materials .1

薄荷 Data

A 竹叶···5克
薄荷···5克

B 绿茶···3克
蜂蜜···适量

做法用法

1. 将竹叶、薄荷洗净，放入锅中，用水煎煮，去渣取汁。
2. 用药汁冲泡绿茶后，加入蜂蜜，即可饮用。
3. 每日1剂，不拘时，代茶饮。

☕ 茶疗功效

本茶具有清热消暑、利咽润喉的功效。茶中的竹叶具有清热除烦、生津利尿的良好功效；薄荷具有疏散风热、清利头目、利咽透疹、疏肝行气的功效；蜂蜜具有保护肝脏、补充体力、消除疲劳、增强抵抗力、杀菌的功效。

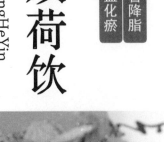

ShuangHeYin

双荷饮

止血化瘀 | 清暑降脂 | Point

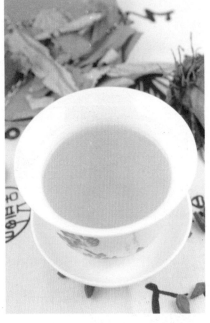

茶疗功效

本茶具有清热消暑、调节血脂、止血化瘀的功效。且此茶中的藕节具有止血的功效；荷叶具有消暑利湿的功效；枸杞子具有养肝、润肺的良好功效；蜂蜜具有保护肝脏的功效。

健康叮咛

本茶适宜患有吐血、衄血、尿血、崩漏等症者饮用。

主要材料	做法用法
A 藕节···37克 荷叶···37克 B 枸杞子···5克 蜂蜜···适量	1. 将藕节、荷叶、枸杞子捣碎，备用。 2. 将捣碎后的药材放入杯中，用沸水冲泡15分钟后，加入蜂蜜，即可饮用。 3. 每日1～2剂，不拘时频饮。

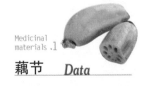

Medicinal materials .1

藕节 Data

别名/光藕节、藕节疤。

性味/性平，味涩。

功效/止血散瘀。

主治/眼热赤痛、大便下血。

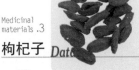

Medicinal materials .2

荷叶 Data

★ 别名
荷叶、莲叶、干荷叶。

◆ 性味
性凉，味苦、辛、微涩。

▲ 功效
消暑利湿、健脾升阳、散瘀止血、清热解毒。

● 主治
暑热烦渴、头痛眩晕、水肿、食少腹胀。

Medicinal materials .3

枸杞子 Data

★ 别名
枸杞、苟起子、枸杞红实。

◆ 性味
性平，味甘。

▲ 功效
养肝润肺、滋补肝肾、益精明目、强身健体。

● 主治
虚劳精亏、腰膝酸痛、眩晕耳鸣、贫血。

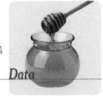

Medicinal materials .4

蜂蜜 Data

★ 别名
岩蜜、石蜜、石饴。

◆ 性味
性平，味甘。

▲ 功效
保护肝脏、补充体力、消除疲劳、抑菌杀菌。

● 主治
便秘、皮肤暗黄、失眠、贫血、神经系统疾病。

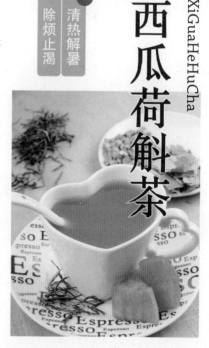

XiGuaHeHuCha

西瓜荷斛茶

除烦止渴 | 清热解暑

主要材料

Medicinal materials .1

石斛 Data

A 西瓜肉···100克
荷叶···5克
石斛···5克

B 绿茶···3克
蜂蜜···适量

做法用法

1. 将西瓜肉、荷叶、石斛洗净，放入锅中，用水煎煮，去渣取汁。
2. 用药汁冲泡绿茶后，加入蜂蜜，即可饮用。
3. 每日1剂，不拘时，代茶饮。

☕ 茶疗功效

本茶中的西瓜肉具有清热解暑、利小便、解酒的功效；荷叶具有消暑利湿的功效；石斛具有益胃生津的功效；绿茶具有止渴生津的良好功效。

DanZhuYeCha

淡竹叶茶

止渴去火 | 消暑清肺 Point

主要材料

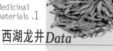

Medicinal materials .1

西湖龙井 Data

A 淡竹叶···30克
绿茶···15克

B 生姜···6克
蜂蜜···适量

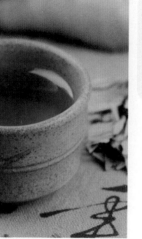

做法用法

1. 将淡竹叶、生姜洗净，放入锅中，用水煎煮，去渣取汁。
2. 用药汁泡绿茶，温热时放入蜂蜜，即可饮用。
3. 每日1剂，不拘时，代茶饮。

☕ 茶疗功效

本茶中的淡竹叶具有甘淡渗利、性寒清降的良好功效；生姜具有开胃止呕、化痰止咳、发汗解表的功效；蜂蜜具有保护肝脏、补充体力、消除疲劳、增强抵抗力、杀菌的功效。

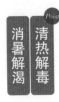

LvDouCha

绿豆茶

清热解毒

消暑解渴

☕ 茶疗功效

此茶中的绿豆粉具有清热消暑、凉血解毒的功效；洞庭碧螺春具有止渴生津的良好功效；甘草具有补脾益气、调和诸药的功效。

💊 健康叮咛

本茶适宜患有热伤风、头疼、咳嗽、中暑、流行性感冒等症者饮用。

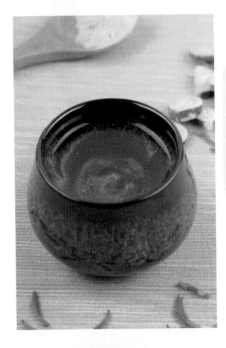

主要材料	做法用法
绿豆粉···30克 洞庭碧螺春···9克 甘草···5克 蜂蜜···适量	1. 将绿豆粉、洞庭碧螺春、甘草放入锅中，用水煎煮。 2. 用茶漏滤取药汁液，温热时放入蜂蜜，即可饮用。 3. 每日1剂，不拘时，代茶饮。

Medicinal materials .1

绿豆粉 Data

别名/真粉。

性味/性寒，味甘。

功效/清热消暑。

主治/烫伤、跌打损伤、表皮肿毒。

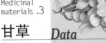

Medicinal materials .2

洞庭碧螺春 Data

★ **别名**
碧螺春。

◆ **性味**
性寒，味苦。

▲ **功效**
止渴生津、清热消暑、解毒消食、祛风解表。

● **主治**
心血管疾病、失眠、便秘、心绞痛、腹痛。

Medicinal materials .3

甘草 Data

★ **别名**
粉甘草、甘草梢、甜根子。

◆ **性味**
性平，味甘。

▲ **功效**
补脾益气、清热解毒、祛痰止咳、调合诸药。

● **主治**
脾胃虚弱、倦怠乏力、心悸气短、咳嗽痰多。

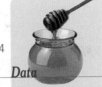

Medicinal materials .4

蜂蜜 Data

★ **别名**
岩蜜、石蜜、石饴。

◆ **性味**
性平，味甘。

▲ **功效**
保护肝脏、补充体力、消除疲劳、抑菌杀菌。

● **主治**
便秘、皮肤暗黄、失眠、贫血、神经系统疾病。

天花粉茶 TianHuaFenCha

生津止渴　降火润燥

主要材料

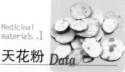

Medicinal materials .1
天花粉　Data

A　天花粉…10克
　　绿茶…5克

B　甘草…3克
　　蜂蜜…适量

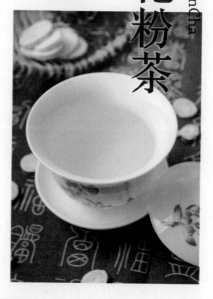

做法用法

1. 将天花粉、甘草洗净，放入锅中用水煎煮，去渣取汁。
2. 用药汁冲泡绿茶后加入蜂蜜，即可饮用。
3. 每日1剂，不拘时，代茶饮。

☕ 茶疗功效

　　本茶中的天花粉具有清热泻火、生津止渴、排脓消肿的功效；绿茶具有止渴生津、清热消暑、解毒消食、通便治痢、祛风解表、延年益寿的良好功效；甘草具有补脾益气、清热解毒、祛痰止咳、缓急止痛、调和诸药的功效。

苹果陈皮茶 PingGuoChenPiCha

解暑开胃　降火润燥

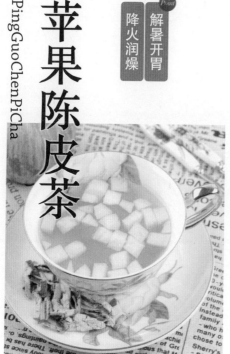

主要材料

Medicinal materials .1
陈皮

A　陈皮…5克
　　苹果…1个

B　绿茶…3克
　　蜂蜜…适量

做法用法

1. 将苹果去皮，与陈皮、绿茶一同放入锅中，用水煎煮。
2. 用茶漏滤取药汁液后，加入蜂蜜，即可饮用。
3. 每日1剂，不拘时，代茶饮。

☕ 茶疗功效

　　本茶中的苹果具有生津、润肺、健脾、益胃、养心的功效；陈皮具有理气健脾、调中、燥湿、化痰的功效；绿茶具有止渴生津、清热消暑、解毒消食、通便治痢、祛风解表、延年益寿的良好功效；蜂蜜具有保护肝脏、补充体力、消除疲劳、增强抵抗力、杀菌的功效。

柠檬茶

NingMengCha

生津止渴　健脾解暑

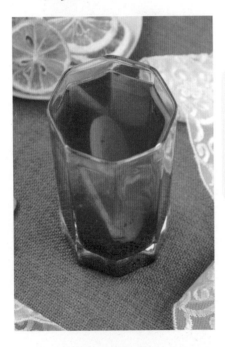

☕ 茶疗功效

本茶中的柠檬具有化痰止咳、生津健脾的功效；红茶具有利尿、消炎杀菌、提神消疲的良好功效。

✚ 健康叮咛

本茶适宜患有糖尿病、高血压、贫血、感冒、骨质疏松、风湿病、坏血病、肾结石等症者饮用。

主要材料	做法用法
A 红茶…30克 柠檬…2片 B 甘草…5克 蜂蜜…适量	1. 将柠檬、甘草放入锅中，用水煎煮，去渣取汁。 2. 用药汁冲泡红茶后，加入蜂蜜，即可饮用。 3. 每日1剂，不拘时，代茶饮。

Medicinal materials .1
柠檬　*Data*

别名/柠果、洋柠檬。
性味/性平，味酸、甘。
功效/化痰止咳。
主治/百日咳、维生素C缺乏症。

Medicinal materials .2
红茶　*Data*

★ 别名
乌茶。

◆ 性味
性温，味甘。

▲ 功效
利尿、消炎杀菌、提神消疲、延缓衰老。

● 主治
肠胃不适、食欲不振、尿急、浮肿。

Medicinal materials .3
甘草　*Data*

★ 别名
粉甘草、甘草梢、甜根子。

◆ 性味
性平，味甘。

▲ 功效
补脾益气、清热解毒、祛痰止咳、调合诸药。

● 主治
脾胃虚弱、倦怠乏力、心悸气短、咳嗽痰多。

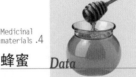

Medicinal materials .4
蜂蜜　*Data*

★ 别名
岩蜜、石蜜、石饴。

◆ 性味
性平，味甘。

▲ 功效
保护肝脏、补充体力、消除疲劳、抑菌杀菌。

● 主治
便秘、皮肤暗黄、失眠、贫血、神经系统疾病。

菊花茶
JuHuaCha

祛暑提神
明目清火

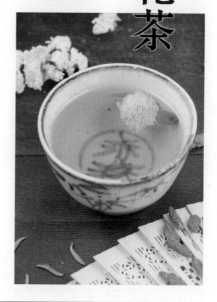

主要材料

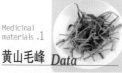

Medicinal materials .1
黄山毛峰 Data

A
菊花···9克
黄山毛峰···5克

B
枸杞子···3克
蜂蜜···适量

做法用法

1. 将菊花、枸杞子洗净，放入锅中，用水煎煮，去渣取汁。
2. 用药汁冲泡黄山毛峰后，加入蜂蜜，即可饮用。
3. 每日1剂，不拘时，代茶饮。

☕ 茶疗功效

本茶中的菊花具有散风清热、平肝明目的功效；黄山毛峰具有止渴生津、清热消暑、解毒消食、通便治痢、祛风解表、延年益寿的良好功效；枸杞子具有养肝、润肺、滋补肝肾、益精明目的良好功效；蜂蜜具有保护肝脏、补充体力、消除疲劳、增强抵抗力、杀菌的功效。

三鲜解暑茶
SanXianJieShuCha

芳香化浊
清凉解暑

主要材料

Medicinal materials .1
芦根 Data

A
荷叶···50克
藿香···30克

B
芦根···10克
蜂蜜···适量

做法用法

1. 将藿香、荷叶、芦根研成粗末。
2. 将药末放入杯中，用开水冲泡10分钟后，加入蜂蜜，即可饮用。
3. 每日1剂，不拘时，代茶饮。

☕ 茶疗功效

本茶具有芳香化浊、清凉解毒的功效。茶中的藿香具有止呕止泄、发汗解表的功效；荷叶具有消暑利湿、健脾升阳、散瘀止血的功效；芦根具有清热泻火、生津止渴、除烦止呕、利尿的功效。

BaiHeEJiaoCha

百合阿胶茶

促进代谢 | 补肺润燥 *Point*

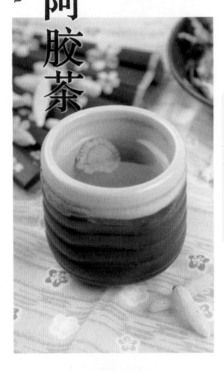

☕ 茶疗功效

本茶具有促进代谢、补肺润燥的功效。茶中的百合具有润肺止咳的良好功效；阿胶具有补血的良好功效；桔梗具有宣肺的良好功效；麦门冬具有滋阴润肺的良好功效；桑叶具有疏散风热的功效。

♥ 健康叮咛

本茶适宜患有慢性支气管炎、咳嗽、口干舌燥等症者饮用。

主要材料	做法用法
百合···32克 阿胶···32克 桔梗···31克 麦门冬···31克 桑叶···10克 蜂蜜···适量	1.将阿胶放入锅中蒸化；将百合、桔梗、麦门冬、桑叶研成粗末。 2.将药末倒入阿胶汁中，摇晃均匀后，加入蜂蜜，即可饮用。 3.每日1剂，不拘时，代茶饮。

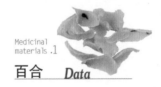

百合 *Data*
Medicinal materials .1

别名/强瞿、番韭、山丹。

性味/性微寒，味甘。

功效/润肺止咳。

主治/肺痨久咳、咳唾痰血。

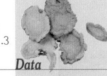

阿胶 *Data*
Medicinal materials .2

★ 别名
阿胶珠。

◆ 性味
性平，味甘。

▲ 功效
补血止血、滋阴润燥、美容养颜。

● 主治
出血、贫血、眩晕、心悸、面黄无色。

桔梗 *Data*
Medicinal materials .3

★ 别名
包袱花、铃铛花、僧帽花。

◆ 性味
性微温，味苦、辛。

▲ 功效
宣肺利咽、祛痰补血、调和五脏。

● 主治
咳嗽痰多、咽喉肿痛、肺痈吐脓、胸满胁痛。

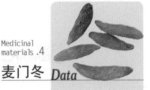

麦门冬 *Data*
Medicinal materials .4

★ 别名
麦冬、羊韭、不死药。

◆ 性味
性寒，味甘、微苦。

▲ 功效
滋阴润肺、益胃生津、清心除烦、止渴止咳。

● 主治
肺燥干咳、肺痈、阴虚劳嗽、津伤口渴。

梨冬茶 LiDongCha

止咳化痰 · 清除肺热

主要材料

Medicinal materials .1
麦门冬 *Data*

A 麦门冬···5克
梨···1个

B 绿茶···3克
蜂蜜···适量

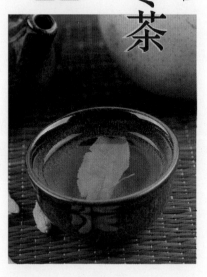

做法用法

1. 将梨去皮，切块。
2. 用水煎煮梨子块、麦门冬后，去渣取汁。
3. 用药汁冲泡绿茶后，加入蜂蜜，即可饮用。
3. 每日1剂，不拘时，代茶饮。

☕ 茶疗功效

本茶中的梨具有生津润燥、清热化痰的功效；麦门冬具有滋阴润肺、益胃生津的良好功效；绿茶具有止渴生津、清热消暑、解毒消食的良好功效；蜂蜜具有保护肝脏、补充体力、消除疲劳的功效。

川贝茶 ChuanBeiCha

化痰止咳 · 清肺润肺

主要材料

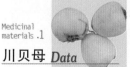

Medicinal materials .1
川贝母 *Data*

A 绿茶···6克
川贝母···5克

B 生姜···3克
蜂蜜···适量

做法用法

1. 将川贝母、生姜洗净，放入锅中，用水煎煮，去渣取汁。
2. 用药汁冲泡绿茶后，加入蜂蜜，即可饮用。
3. 每天1剂，不拘时，代茶饮。

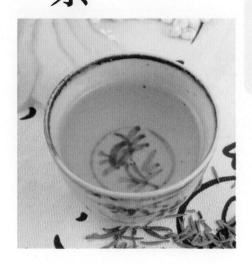

☕ 茶疗功效

本茶中的川贝母具有清热润肺、化痰止咳的功效；绿茶具有止渴生津、清热消暑、解毒消食、通便治痢的良好功效；生姜具有开胃止呕、化痰止咳、发汗解表的功效；蜂蜜具有保护肝脏、补充体力、消除疲劳、增强抵抗力、杀菌的功效。

三子养亲茶

SanZiYangQinCha

Point
消食宽膈 | 降气化痰

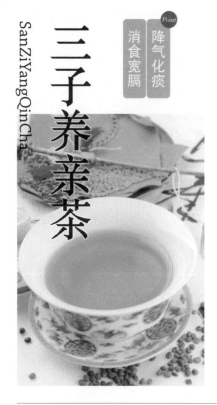

主要材料

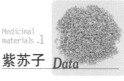

Medicinal materials .1
紫苏子 *Data*

A
紫苏子···3克
白芥子···3克

B
莱菔子···2克
蜂蜜···适量

做法用法

1. 将紫苏子、白芥子研成粗末。
2. 将药末放入杯中，用沸水冲泡10分钟后，加入适量蜂蜜，即可饮用。
3. 每日1剂，不拘时，代茶饮。

☕ 茶疗功效

本茶具有降气化痰、消食宽膈的功效。茶中的紫苏子具有降气消痰、平喘润肠的功效；白芥子具有温肺利气、散结通络的功效；莱菔子具有消食除胀、降气化痰的功效。

主要材料

Medicinal materials .1
沙参 *Data*

A
沙参···8克
麦冬···6克

B
桑叶···6克
蜂蜜···适量

做法用法

1. 将沙参、麦冬、桑叶研成粗末。
2. 将药末放入杯中，用沸水冲泡15分钟后，加入蜂蜜，即可饮用。
3. 每日1剂，代茶频饮。

☕ 茶疗功效

本茶具有润肺清燥、祛热止渴的功效。茶中的沙参具有清热养阴、润肺止咳的功效；麦冬具有滋阴润肺、益胃生津、清心除烦的良好功效；桑叶具有疏散风热、清肺润燥、平抑肝阳、清肝明目、凉血止血的功效。

沙参麦冬茶

ShaShenMaiDongCha

Point
退热止渴 | 润肺清燥

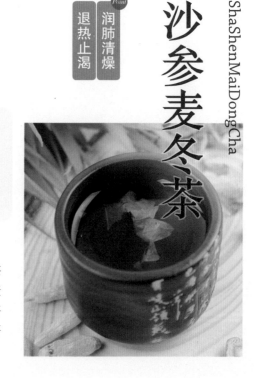

梨膏茶 LiGaoCha

润肺止渴 | 利咽生津 | *Point*

主要材料

Medicinal materials .1
梨 *Data*

A
款冬花···15克
百合···15克
麦门冬···15克
川贝母···15克

B
梨···1个
蜂蜜···适量

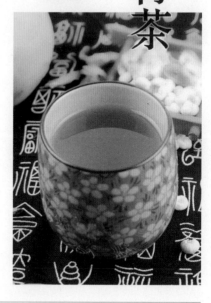

做法用法

1. 将梨洗净，去皮，切块；将梨块、款冬花、百合、麦门冬、川贝母放入锅中，用水煎煮后，去渣取汁。
2. 药末温热时，加入蜂蜜，即可饮用。
3. 每日2剂，不拘时，代茶饮。

☕ 茶疗功效

本茶中的梨具有生津润燥、清热化痰的功效。款冬花具有润肺下气、化痰止嗽的功效；百合具有润肺止咳、清心安神、补中益气的良好功效；麦门冬具有滋阴润肺、益胃生津、清心除烦的良好功效；川贝母具有清热润肺、化痰止咳的功效。

苹果皮茶 PingGuoPiCha

生津止渴 | 健脾补气 | *Point*

主要材料

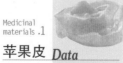

Medicinal materials .1
苹果皮 *Data*

A
苹果皮···50克
绿茶···1克

B
蜂蜜···25克
甘草···适量

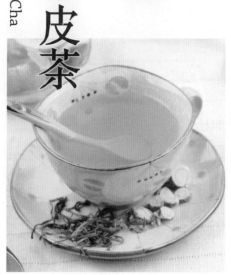

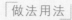

做法用法

1. 将苹果皮洗净。
2. 将苹果皮、甘草、绿茶一同放入杯中，用开水冲泡5分钟后，加入蜂蜜，即可饮用。
3. 每日1剂，不拘时，代茶饮。

☕ 茶疗功效

此茶中的绿茶具有止渴生津、清热消暑的良好功效；苹果皮具有降逆和胃的良好功效；蜂蜜具有保护肝脏、补充体力、消除疲劳抗菌的功效；甘草具有止咳化痰的功效。

荷叶翘苓茶

HeYeQiaoLingCha

清除秋暑 健脾除湿

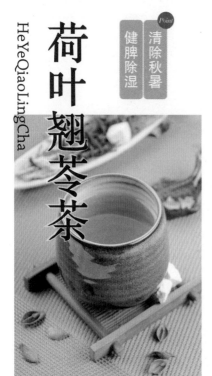

主要材料

Medicinal materials .1

连翘 *Data*

A
荷叶···5克
连翘···3克
茯苓···3克
陈皮···3克
佩兰···3克

B
绿茶···5克
蜂蜜···适量

做法用法

1. 将荷叶、连翘、茯苓、陈皮、佩兰置于锅内，用水煎煮后，去渣取汁。
2. 用药汁冲泡绿茶后，加入蜂蜜，即可饮用。
3. 每日1剂，不拘时，代茶饮。

茶疗功效

　　本茶中的荷叶具有消暑利湿、健脾升阳、散瘀止血的功效；连翘具清热解毒、散结消肿的功效；茯苓具有渗湿利水、健脾和胃、宁心安神的功效；陈皮具有理气健脾、调中、燥湿、化痰的功效；佩兰具有芳香化湿、醒脾开胃、发表解暑的功效。

主要材料

Medicinal materials .1

竹茹 *Data*

A
麦冬···9克
金石斛···6克
竹茹···6克
青果···5个

B
梨···1个
荸荠···2个

生津茶

ShengJinCha

清热解毒 生津润燥

做法用法

1. 将梨、荸荠洗净，去皮，切块；将青果、金石斛、竹茹、麦冬、梨块、荸荠块放入锅中煎煮，去渣取汁。
2. 药茶温热时，加入蜂蜜，即可饮用。
3. 每日1剂，不拘时，代茶饮。

茶疗功效

　　本茶具有生津润燥、清热解毒的功效。且此茶中的青果具有清热的功效；金石斛具有益胃生津的功效；竹茹具有缓解呕吐症状的功效；荸荠具有清热止渴的功效。

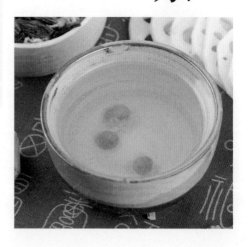

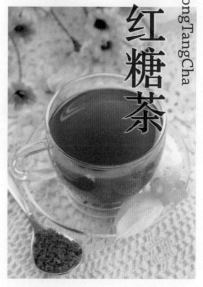

天冬红糖茶 TianDongHongTangCha

清热生津 · 润燥止渴 · Point

主要材料

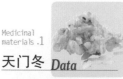

Medicinal materials .1
天门冬 Data

A 天门冬···50克
  红糖···5克

B 生姜···3克
  甘草···适量

做法用法

1. 将天门冬、生姜、甘草洗净，放入锅中，用水煎煮。
2. 用茶漏滤取药汁液，放入蜂蜜即可饮用。
3. 每日1剂，不拘时，代茶饮。

☕ 茶疗功效

　　本茶中的天门冬具有养阴清热、润燥生津的功效；红糖具有润心肺、和中助脾、缓肝气、解酒毒、补血、破瘀的良好功效；生姜具有开胃止呕、化痰止咳、发汗解表的功效；甘草具有补脾益气、清热解毒、祛痰止咳、缓急止痛、调和诸药的功效。

二冬二母茶 ErDongErMuCha

清热化痰 · 润肺止咳 · Point

主要材料

Medicinal materials .1
知母 Data

A 麦门冬···6克
  天门冬···6克
  知母···6克

B 川贝母···3克
  蜂蜜···适量

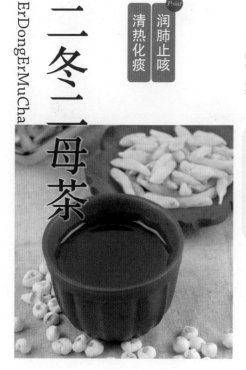

做法用法

1. 将麦门冬、知母、川贝母研成粗末。
2. 将药末放入杯中，用沸水冲泡15分钟后，加入蜂蜜，即可饮用。
3. 每日1剂，分2~3次饮用。

☕ 茶疗功效

　　本茶中的麦门冬具有滋阴润肺、益胃生津的良好功效；天门冬具有养阴清热、润燥生津的功效；知母具有清热泻火、生津润燥的功效；川贝母具有清热润肺、化痰止咳的功效。

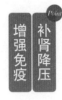

DuZhongCha

杜仲茶

增强免疫 补肾降压 *Point*

☕ 茶疗功效

本茶中的杜仲具有补肝肾的功效；红茶具有利尿的良好功效；生姜具有开胃止呕的功效；蜂蜜具有保护肝脏的功效。

✙ 健康叮咛

本茶适宜患有腰脊酸疼、足膝痿弱、小便余沥、高血压、心血管疾病者饮用。

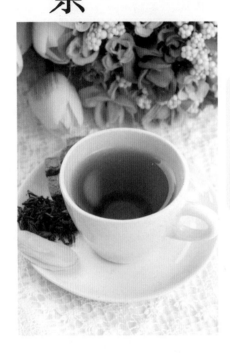

主要材料	做法用法
A 杜仲···6克 红茶···5克 B 生姜···6克 蜂蜜···适量	1. 将杜仲、红茶、生姜放入锅中用水煎煮。 2. 用茶漏滤取药汁液，加入蜂蜜，即可饮用。 3. 每日1剂，不拘时，代茶饮。

Medicinal materials .1

杜仲 *Data*

别名／丝楝树皮。

性味／性温，味甘、微辛。

功效／调节血脂。

主治／肾虚腰痛、胎动胎漏、高血压。

Medicinal materials .2

红茶 *Data*

★ **别名**
乌茶。

◆ **性味**
性温，味甘。

▲ **功效**
利尿、消炎杀菌、提神消疲、延缓衰老。

● **主治**
肠胃不适、食欲不振、尿贫、浮肿。

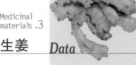

Medicinal materials .3

生姜 *Data*

★ **别名**
姜。

◆ **性味**
性温，味辛。

▲ **功效**
开胃止呕、化痰止咳、发汗解表、清热解毒。

● **主治**
外感风寒、鼻子不通气、流清鼻涕、肚子痛。

Medicinal materials .4

蜂蜜 *Data*

★ **别名**
岩蜜、石蜜、石饴。

◆ **性味**
性平，味甘。

▲ **功效**
保护肝脏、补充体力、消除疲劳、抑菌杀菌。

● **主治**
便秘、皮肤暗黄、失眠、贫血、神经系统疾病。

香朴茶 XiangPuCha

散寒运湿　调和脾胃 *Point*

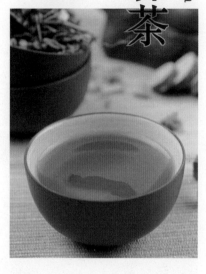

主要材料

Medicinal materials .1
厚朴 *Data*

A
香薷···5克
厚朴···3克
白扁豆···3克
茯神···3克

B
甘草···3克
红茶···3克

做法用法

1. 将香薷、厚朴、白扁豆、茯神、甘草洗净，放入锅中煎煮。
2. 药汁去渣取汁，用药汁冲泡红茶后，即可饮用。
3. 每日1剂，不拘时，代茶饮。

☕ 茶疗功效

本茶具有调和脾胃、散寒祛湿的功效。茶中的香薷具有发汗解暑的功效；厚朴具有行气消积的良好功效；白扁豆具有补脾和中的功效；茯神具有宁心、安神、利水的功效。

白术菟茶 BaiShuTuCha

益养阳气　健脾补肾 *Point*

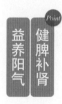

主要材料

Medicinal materials .1
菟丝子 *Data*

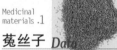

A
白术···5克
菟丝子···5克

B
乌龙茶···3克
蜂蜜···适量

做法用法

1. 将白术、菟丝子放入锅中煎煮，去渣取汁。
2. 用药汁冲泡乌龙茶后，加入蜂蜜，即可饮用。
3. 每日1剂，不拘时，代茶饮。

☕ 茶疗功效

本茶中的白术具有健脾益气、燥湿利水、止汗、安胎的功效；菟丝子具有补肾益精、养肝明目、固胎止泄的良好功效；乌龙茶具有提神益思、消除疲劳、生津利尿的良好功效；蜂蜜具有保护肝脏、补充体力、消除疲劳、增强抵抗力、杀菌的功效。

CiWuJiaMoLiHuaCha

刺五加茉莉花茶

清热生津

润燥止渴

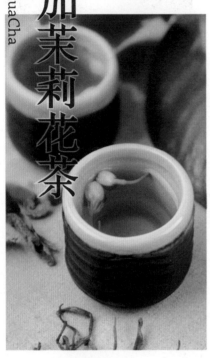

☕ 茶疗功效

本茶具有润燥止渴、清热生津的功效。且此茶中的刺五加具有祛风湿的功效；茉莉花具有理气和中、开郁辟秽的功效。

🤲 健康叮咛

本茶适宜患有神经衰弱、失眠、肾功能减弱、体质虚弱、气短乏力、神疲怠倦等症者饮用。

主要材料	做法用法
A ⎡刺五加···5克 ⎣茉莉花···5克 B ⎡洞庭碧螺春···5克 ⎣蜂蜜···适量	1. 将刺五加、茉莉花、洞庭碧螺春放入锅中煎煮。 2. 用茶漏滤取药汁液后，加入蜂蜜，即可饮用。 3. 每日1剂，不拘时，代茶饮。

Medicinal materials .1

刺五加 *Data*

别名／刺拐棒。

性味／性温，味微甘、苦。

功效／祛风利湿。

主治／风寒湿痹、腰膝疼痛、筋骨痿软。

Medicinal materials .2

茉莉花 *Data*

★ **别名**
茉莉、香魂。

◆ **性味**
性平，味甘、凉。

▲ **功效**
理气和中、开郁辟秽、抗菌消炎。

● **主治**
下痢腹痛、目赤肿痛、浮肿。

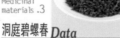

Medicinal materials .3

洞庭碧螺春 *Data*

★ **别名**
碧螺春。

◆ **性味**
性寒，味苦。

▲ **功效**
止渴生津、清热消暑、解毒消食、祛风解表。

● **主治**
心血管疾病、失眠、便秘、心绞痛、腹痛。

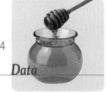

Medicinal materials .4

蜂蜜 *Data*

★ **别名**
岩蜜、石蜜、石饴。

◆ **性味**
性平，味甘。

▲ **功效**
保护肝脏、补充体力、消除疲劳、抑菌杀菌。

● **主治**
便秘、皮肤暗黄、失眠、贫血、神经系统疾病。

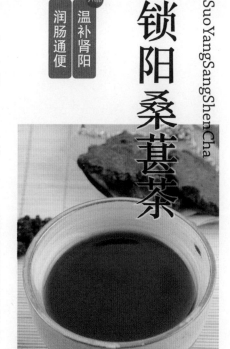

SuoYangSangShenCha

锁阳桑葚茶

☕ 茶疗功效

本茶中的锁阳具有补肾润肠的功效；桑葚子具有滋阴养血、生津的良好功效；生姜具有开胃止呕、化痰止咳的功效；蜂蜜具有保护肝脏、补充体力的功效。

✚ 健康叮咛

本茶适宜肾阳肾阴两虚、腰膝无力、年老体弱、腰膝酸软、肠燥便秘等病症者饮用。但肾虚、大便稀溏者不宜饮用。

主要材料	做法用法
A ┌ 锁阳…20克 └ 桑葚子…20克 B ┌ 生姜…6克 └ 蜂蜜…适量	1. 将锁阳、桑葚子、生姜捣碎，备用。 2. 将药末放入杯中，用沸水冲泡15分钟后，加入蜂蜜，即可饮用。 3. 每日1剂，不拘时，代茶饮。

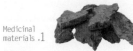

Medicinal materials .1

锁阳 *Data*

别名／锈铁锤。

性味／性温，味甘。

功效／润肠通便。

主治／阳痿、尿血、血枯便秘、腰膝痿弱。

Medicinal materials .2

桑葚子 *Data*

★ 别名
桑实、葚、乌椹。

◆ 性味
性寒，味甘、酸。

▲ 功效
滋阴养血、生津止渴、润肠通便。

● 主治
头晕目眩、腰酸耳鸣、须发早白、失眠多梦。

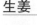

Medicinal materials .3

生姜 *Data*

★ 别名
姜。

◆ 性味
性温，味辛。

▲ 功效
开胃止呕、化痰止咳、发汗解表、清热解毒。

● 主治
外感风寒、鼻子不通气、流清鼻涕、肚子痛。

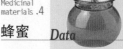

Medicinal materials .4

蜂蜜 *Data*

★ 别名
岩蜜、石蜜、石饴。

◆ 性味
性平，味甘。

▲ 功效
保护肝脏、补充体力、消除疲劳、抑菌杀菌。

● 主治
便秘、皮肤暗黄、失眠、贫血、神经系统疾病。

ZiWeiHeZhongCha

滋胃和中茶

化痰助运 | 滋肺清热 | *Point*

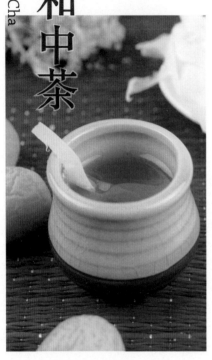

☕ 茶疗功效

本茶具有化痰助运、润肺清热、和胃健脾的功效。茶中的竹茹具有治疗呕吐的功效；橄榄具有清肺利咽、生津止渴、解毒的良好功效；川朴花具有理气、化湿的功效。

🤲 健康叮咛

本茶适宜年老气虚、肺热咽干、咳嗽、痰多黄稠、胃热气滞，症见口渴口苦、脘腹胀满、纳食不香等症者饮用。但体质虚寒、脾虚腹泻者不宜服用。

主要材料	做法用法
A 竹茹···3克 川朴花···1.5克 羚羊角···1.5克 B 橄榄···1克 蜂蜜···适量	1. 将竹茹、橄榄、川朴花、羚羊角研为粗末。 2. 将药末放入杯中，用开水冲泡10分钟后，加入蜂蜜，即可饮用。 3. 每日1剂，不拘时，代茶饮。

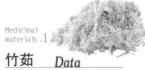

Medicinal materials .1

竹茹 *Data*

别名/竹皮、青竹茹。

性味/性微寒，味甘。

功效/治疗呕吐。

主治/肺热咳嗽、化痰、呕吐不止。

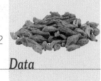

Medicinal materials .2

橄榄 *Data*

★ 别名
青果。

◆ 性味
性凉，味甘、酸。

▲ 功效
清热解毒、生津止渴、化痰助运。

● 主治
肺胃热盛、咽喉肿痛、胃热口渴、饮酒过度。

Medicinal materials .3

川朴花 *Data*

★ 别名
厚朴花、粗厚朴、木兰。

◆ 性味
性微温，味苦。

▲ 功效
理气化湿、平喘止咳、消肿散寒。

● 主治
肠胃不适、感冒发烧、咳嗽。

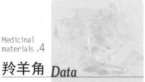

Medicinal materials .4

羚羊角 *Data*

★ 别名
羚羊角。

◆ 性味
性寒，味咸。

▲ 功效
清热镇痉、平肝熄风、解毒消肿、明目降压。

● 主治
高热神昏、谵语发狂、惊痫抽搐、目赤肿痛。

虾仁茶 XiaRenCha

☕ **茶疗功效**

本茶中的虾仁具有补肾壮阳的功效；洞庭碧螺春具有止渴生津、清热消暑的良好功效。

🤲 **健康叮咛**

本茶适宜男子阳痿、精冷清稀等症者饮用，可起到强身健体的功效。

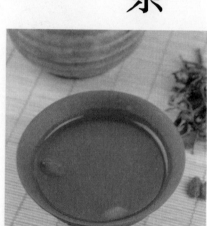

主要材料	做法用法
A 虾仁···50克 洞庭碧螺春···2克 B 枸杞子···5克 蜂蜜···适量	1．将虾仁洗净；与洞庭碧螺春、枸杞子一同放入锅中煎煮。 2．用茶漏滤取药汁液后，加入蜂蜜，即可饮用。 3．每日1剂，不拘时，代茶饮。

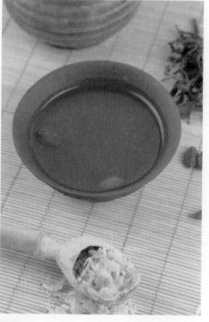

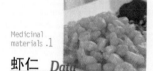

Medicinal materials .1

虾仁 *Data*

别名/虾米、海米、金钩。

性味/性温，味甘、咸。

功效/补肾壮阳。

主治/肾虚阳痿、男性不育症、腰脚无力。

Medicinal materials .2

洞庭碧螺春 Data

★ **别名**
碧螺春。

◆ **性味**
性寒，味苦。

▲ **功效**
止渴生津、清热消暑、解毒消食、祛风解表。

● **主治**
心血管疾病、失眠、便秘、心绞痛、腹痛。

Medicinal materials .3

枸杞子 Data

★ **别名**
枸杞、苟起子、枸杞红实。

◆ **性味**
性平，味甘。

▲ **功效**
养肝润肺、滋补肝肾、益精明目、强身健体。

● **主治**
虚劳精亏、腰膝酸痛、眩晕耳鸣、贫血。

Medicinal materials .4

蜂蜜 Data

★ **别名**
岩蜜、石蜜、石饴。

◆ **性味**
性平，味甘。

▲ **功效**
保护肝脏、补充体力、消除疲劳、抑菌杀菌。

● **主治**
便秘、皮肤暗黄、失眠、贫血、神经系统疾病。

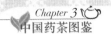
体质调理药茶药材推荐

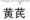

黄芪 *Huangqi*

益气固表、
敛汗固脱、
利水消肿。

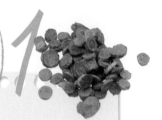

别名

棉芪、绵芪、黄蓍。

性味

性微温，味甘。

主治

气虚乏力、久泻脱肛、便血崩漏、盗汗、内热消渴、慢性肾炎、蛋白尿、糖尿病。

食用禁忌

痈疽初起者不宜食用。

黑木耳 *HeiMuEr*

益气润肺、
养血驻颜、
活血涩肠。

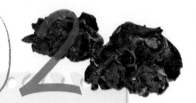

别名

木耳、光木耳。

性味

性平，味甘。

主治

气虚体弱、腹泻、尿血、齿龈疼痛、脱肛、便血。

食用禁忌

畏寒腹泻者不宜食用。

山楂 *ShanZha*

开胃消食、
化滞消积、
活血散瘀。

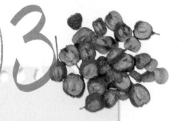

别名

山里果、山里红、酸里红。

性味

性微温，味酸、甘。

主治

消化不良、腹痛、腹泻、便血、痰多、咳嗽、肠风下血。

食用禁忌

孕妇不宜食用。

川芎 *ChuanXiong*

益气祛风、
活血祛瘀。

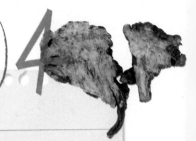

别名

芎䓖、香果、、香果、胡䓖。

性味

性温，味辛

主治

月经不调、经闭痛经、胸胁疼痛、头痛眩晕、风寒湿痹、跌打损伤、表皮肿痛。

食用禁忌

阴虚火旺及气弱者不宜食用。

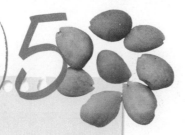

桃仁 *TaoRen*

活血祛瘀、
润肠通便、
止咳平喘。

别名

毛桃仁、扁桃仁、大桃仁。

性味

性平,味苦、甘。

主治

经闭、痛经、跌扑损伤、肠燥便秘、
咳嗽。

食用禁忌

孕妇不宜食用。

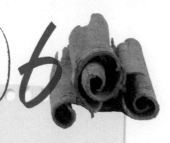

肉桂 *RouGui*

补火助阳、
散寒止痛、
活血通经。

别名

玉桂、牡桂、菌桂。

性味

性大热,味辛、甘。

主治

阳痿、宫冷、心腹冷痛、虚寒吐泻、
经闭、痛经。

食用禁忌

孕妇不宜食用。

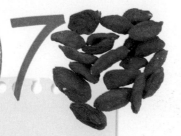

枸杞子 *GouQiZi*

养肝润肺、
滋补肝肾、
益精明目。

别名

枸杞、苟起子、西枸杞。

性味

性平,味甘。

主治

虚劳精亏、腰膝酸痛、眩晕耳鸣、内热
多尿、血虚、目昏不明、虚劳咳嗽。

食用禁忌

无特殊禁忌。

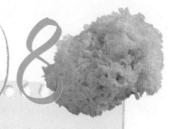

银耳 *YinEr*

润肺生津、
滋阴养胃、
强心健脑。

别名

白木耳、雪耳、银耳子。

性味

性平,味甘、淡。

主治

肺热咳嗽、妇女月经不调、肠胃不
适、便秘、失眠、头痛。

食用禁忌

重感、流感及伤寒者不宜食用。

CHAPTER 4

美颜瘦身，茶魅无限

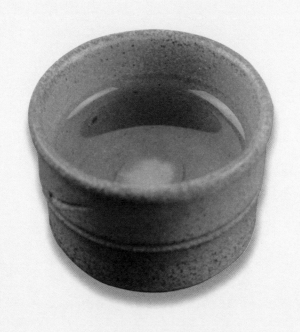

以茶养颜，润肤美容，排毒清肠，
调节内分泌失调，
改善皮肤状态，重塑娇嫩肌肤。
让您重新做起"颜美人"！

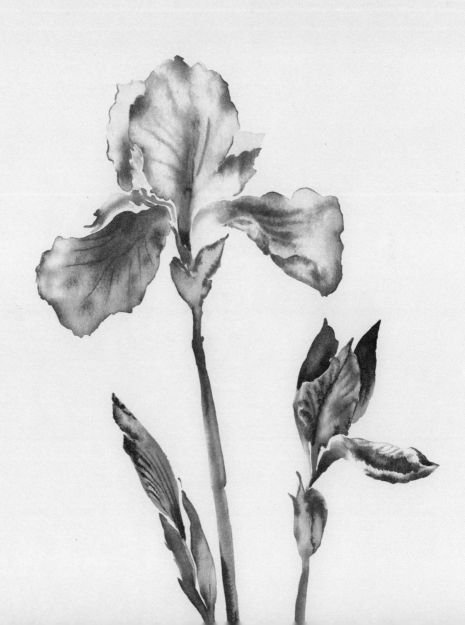

本章通过
结合药茶配方，
使脏腑功能恢复正常，
气血流畅，
阴阳平衡，
达到排毒养颜
的目的。
让您在饮茶的同时，
享受着
来自于药茶的美颜SPA。

双花除痘茶

ShuangHuaChuDouCha

清热解毒　祛青春痘　*Point*

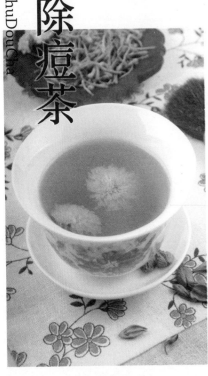

☕ 茶疗功效

本茶中的连翘具有清热解毒、散结消肿的功效；金银花具有清热解毒、宣散风热的功效；菊花具有散风清热、平肝明目的功效；蜂蜜具有保护肝脏、补充体力、消除疲劳、杀菌的功效。

💗 健康叮咛

本茶适宜长有青春痘、暗疮、粉刺者饮用，尤其适宜女性饮用。

主要材料

A ┌ 连翘···10克
　└ 金银花···5克

B ┌ 菊花···3克
　└ 蜂蜜···适量

做法用法

1. 将连翘、金银花、菊花洗净，放入锅中，用水煎煮。
2. 用茶漏滤取药汁液后，加入蜂蜜，即可饮用。
3. 每日1剂，不拘时，代茶饮。

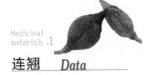

Medicinal materials .1

连翘　*Data*

别名/黄花条、连壳。

性味/性寒，味苦、微辛。

功效/清热解毒。

主治/热病初起、风热感冒、心烦。

Medicinal materials .2

金银花 *Data*

★ 别名
忍冬、忍冬花、金花。

◆ 性味
性寒，味甘。

▲ 功效
清热解毒、温病发热、热毒血痢、抑菌抗菌。

● 主治
治疗暑热症、泻痢、流感、表皮肿毒、急慢性扁桃体炎。

Medicinal materials .3

菊花　*Data*

★ 别名
黄花、九花、女华。

◆ 性味
性微寒，味辛、甘、苦。

▲ 功效
散风清热、平肝明目、止咳化痰、祛血止血。

● 主治
风热感冒、头痛眩晕、眼睛肿痛、眼目昏花。

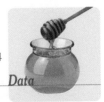

Medicinal materials .4

蜂蜜　*Data*

★ 别名
岩蜜、石蜜、石饴。

◆ 性味
性平，味甘。

▲ 功效
保护肝脏、补充体力、消除疲劳、抑菌杀菌。

● 主治
便秘、皮肤暗黄、失眠、贫血、神经系统疾病。

润肌养颜茶

RunJiYangYanCha

荣养肌肤 · 清热凉血 · *Point*

主要材料

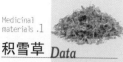

Medicinal materials .1
积雪草 *Data*

A ┌ 积雪草···13克
  └ 生地黄···10克

B ┌ 山楂···9克
  └ 蜂蜜···适量

做法用法

1. 将生地黄、积雪草、山楂捣为粗末。
2. 将药末放入杯中，用开水冲泡10分钟后，加入蜂蜜，即可饮用。
3. 每日1剂，不拘时，代茶饮。

茶疗功效

本茶具有清热凉血、荣养肌肤的功效。茶中的生地黄具有清热生津、滋阴养血的功效；积雪草具有清热解毒、利湿消肿的良好功效；山楂具有开胃消食、化滞消积、活血散瘀、化痰行气的功效。

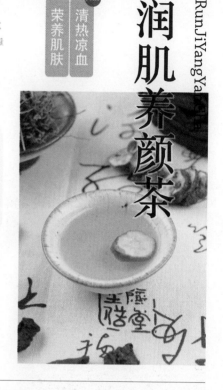

净面美颜茶

JingMianMeiYanCha

散郁祛瘀 · 养血调肝 · *Point*

主要材料

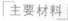

Medicinal materials .1
白鲜皮 *Data*

A ┌ 当归···10克
  │ 白鲜皮···7克
  └ 白蒺藜···7克

B ┌ 山楂···5克
  └ 蜂蜜···适量

做法用法

1. 将当归、山楂、白鲜皮、白蒺藜洗净，放入锅中，用水煎煮。
2. 用茶漏滤取药汁液后，加入适量的蜂蜜，即可饮用。
3. 每日1剂，不拘时，代茶饮。

茶疗功效

本茶具有养血调肝、散郁祛瘀的功效。茶中的当归具有缓解产后风瘫、抗氧化、美容的功效；山楂具有开胃消食、化滞消积、活血散瘀、化痰行气的功效。

CiXiZhenZhuCha

慈禧珍珠茶

延缓衰老 | 润肌泽肤

Point

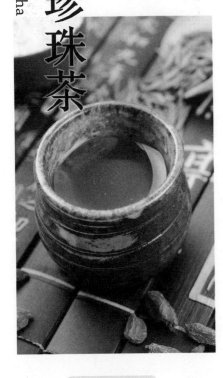

茶疗功效

本茶中的珍珠具有镇心安神、养阴熄风、清热坠痰、润肌泽肤、延缓衰老、解毒生肌的功效。

健康叮咛

本茶适宜患有面部皮肤发黄、惊悸、怔忡、癫痫等症者饮用。

主要材料

A
珍珠···5克
洞庭碧螺春···5克

B
枸杞子···5克
蜂蜜···适量

做法用法

1. 将珍珠研成细粉，备用。
2. 将洞庭碧螺春、枸杞子放入杯中，用开水冲泡后，去渣取汁。
3. 用药汁冲泡珍珠粉后，加入蜂蜜，即可饮用。
4. 每天1剂，不拘时，代茶饮。

Medicinal materials .1

珍珠 *Data*

别名/真朱、真珠。

性味/性寒，味甘、咸。

功效/镇心安神。

主治/惊悸、怔忡、癫痫。

Medicinal materials .2

洞庭碧螺春 *Data*

★ 别名
碧螺春。

◆ 性味
性寒，味苦。

▲ 功效
止渴生津、清热消暑、解毒消食、祛风解表。

● 主治
心血管疾病、失眠、便秘、心绞痛、腹痛。

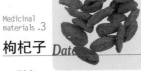

Medicinal materials .3

枸杞子 *Data*

★ 别名
枸杞、苟起子、枸杞红实。

◆ 性味
性平，味甘。

▲ 功效
养肝润肺、滋补肝肾、益精明目、强身健体。

● 主治
虚劳精亏、腰膝酸痛、眩晕耳鸣、贫血。

Medicinal materials .4

蜂蜜 *Data*

★ 别名
岩蜜、石蜜、石饴。

◆ 性味
性平，味甘。

▲ 功效
保护肝脏、补充体力、消除疲劳、抑菌杀菌。

● 主治
便秘、皮肤暗黄、失眠、贫血、神经系统疾病。

养血养颜茶

Yang Yan Yang Xue Cha

红润肤色　养血滋阴 *Point*

「主要材料」

A 青果···5克
龙眼···5克

B 枸杞子···3克
蜂蜜···适量

Medicinal materials .1

青果　*Data*

「做法用法」

1. 将青果、龙眼、枸杞子洗净，放入锅中煎煮。
2. 用茶漏滤取药汁液后，加入蜂蜜，即可饮用。
3. 每日1剂，不拘时，代茶饮。

 茶疗功效

　　本茶具有养血滋阴、红润肤色的功效。茶中的青果具有清热利咽、生津解毒的功效；龙眼具有泻火解毒的功效。枸杞子具有养肝润肺、滋补肝肾、益精明目的良好功效；蜂蜜具有保护肝脏、补充体力、消除疲劳、增强抵抗力、杀菌的功效。

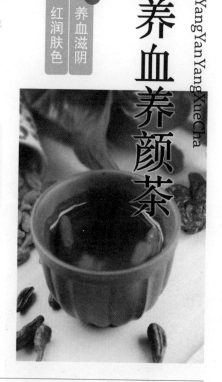

玉竹洋参茶

Yu Zhu Yang Shen Cha

除皱祛斑　美白肌肤 *Point*

「主要材料」

A 玉竹···15克
西洋参···10克
郁金···10克

B 白芷···10克
蜂蜜···适量

Medicinal materials .1

玉竹　*Data*

「做法用法」

1. 将玉竹、西洋参、郁金、白芷洗净，放入锅中煎煮。
2. 用茶漏滤取药汁液后，加入蜂蜜，即可饮用。
3. 每日1剂，不拘时，代茶饮。

 茶疗功效

　　本茶具有美白肌肤、除皱祛斑的功效。茶中的玉竹具有滋阴润肺、养胃生津的功效；西洋参具有补气养阴、清热生津的良好功效；郁金具有行气化瘀、清心解郁、利胆退黄的良好功效；白芷具有祛风湿、活血排脓、生肌止痛的功效。

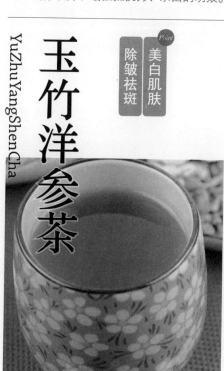

防风银花茶

FangFengYinHuaCha

消肿排毒 | 除痘杀菌 *Point*

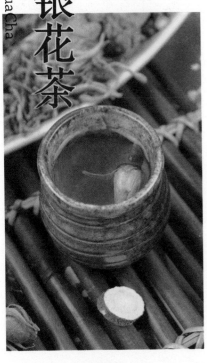

茶疗功效

本茶具有除痘杀菌、消肿排毒的功效。茶中的金银花具有清热解毒、温病发热、热毒血痢的功效；防风具有祛风解表的良好功效；川七具有化瘀止血的功效；玫瑰花具有利气、行血的功效。

健康叮咛

本茶适宜患有皮肤肿毒、风疹瘙痒、风湿痹痛、月经不调等症者饮用。

主要材料

A
金银花···14克
川七···14克
防风···7克

B
甘草···8克
玫瑰花···5克

做法用法

1. 将金银花、防风、川七、玫瑰花、甘草洗净后，放入锅中煎煮。
2. 用茶漏滤取药汁液后，即可饮用。
3. 每日1剂，不拘时，代茶饮。

金银花 *Data*
Medicinal materials .1

别名/忍冬、忍冬花。
性味/性寒，味甘。
功效/清热解毒。
主治/暑热症、流感。

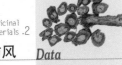

防风 *Data*
Medicinal materials .2

★ 别名
铜芸、百枝、屏风。

◆ 性味
性微温，味辛、甘。

▲ 功效
祛风解表、胜湿止痛、止痉定搐、发散风寒。

● 主治
风疹瘙痒、风湿痹痛、破伤风。

川七 *Data*
Medicinal materials .3

★ 别名
洋藤三七、落葵、藤子三七。

◆ 性味
性微温，味甘、微苦。

▲ 功效
化瘀止血、滋补肾脏、壮腰膝、健保肝。

● 主治
高血压、高血脂、感冒、咳嗽。

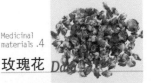

玫瑰花 *Data*
Medicinal materials .4

★ 别名
徘徊花、刺客、穿心玫瑰。

◆ 性味
性温，味甘、微苦。

▲ 功效
行气解郁、补血活血、止血调经。

● 主治
肝胃气痛、新久风痹、吐血咯血、月经不调、赤白带下。

百合莲藕茶

BaiHeLianOuCha

润肤美颜　美白焕采

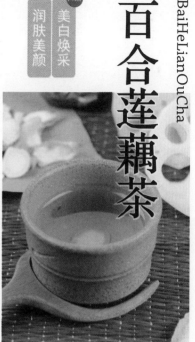

主要材料

Medicinal materials .1
莲藕　Data

A	百合···20克	玉竹···5克	B
	莲藕···10克	蜂蜜···适量	
	西洋参···10克		

做法用法

1. 将百合、莲藕、西洋参、玉竹洗净，放入锅中煎煮。
2. 用茶漏滤取药汁液后，加入蜂蜜，即可饮用。
3. 每日1剂，不拘时，代茶饮。

茶疗功效

本茶具有美白焕采、润肤美颜的功效。茶中的百合具有润肺止咳、清心安神、补中益气的良好功效；莲藕具有清热生津、凉血散瘀、补脾开胃的良好功效；西洋参具有补气养阴、清热生津的良好功效；玉竹具有滋阴润肺、养胃生津的功效。

首乌益发茶

ShouWuYiFaCha

乌发美容　补益气血

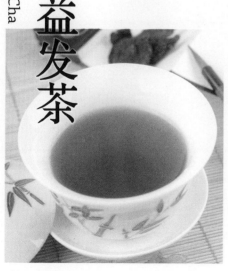

主要材料

Medicinal materials .1
何首乌　Data

A	生地黄···30克
	何首乌···15克

B	白酒···适量
	蜂蜜···适量

做法用法

1. 将何首乌、生地黄洗净，放入锅中煎煮。
2. 用茶漏滤取药汁液后，加入适量蜂蜜及白酒，即可饮用。
3. 每日1剂，不拘时，代茶饮。

茶疗功效

本茶中的何首乌具有补益气血、乌发美容的功效；生地黄具有清热生津、滋阴养血的功效；白酒具有通血脉、御寒气、醒脾温中、行药势的功效。

桂花润肤茶

GuiHuaRunFuCha

活血润喉 **强肌润肤** Point

茶疗功效

本茶中的干桂花具有活血润喉、化痰止咳的良好功效；枸杞子具有养肝的良好功效；蜂蜜具有保护肝脏、强肌润肤的功效。

健康叮咛

本茶适宜皮肤干裂、声音沙哑者饮用，也可作为秋冬北风干燥季节润喉饮品饮服。

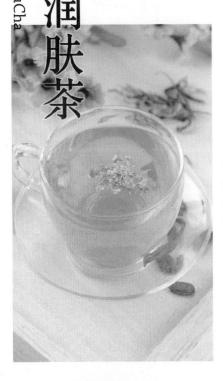

主要材料
洞庭碧螺春···5克
A 干桂花···3克
蜂蜜···适量
B 枸杞子···适量

做法用法

1. 将干桂花、枸杞子、洞庭碧螺春混合，放入杯中。
2. 用沸水冲泡5分钟后，加入蜂蜜，即可饮用。
3. 每日1剂，不拘时，代茶饮。

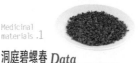

Medicinal materials .1

洞庭碧螺春 Data

别名/碧螺春。

性味/性寒，味苦。

功效/止渴生津。

主治/心血管疾病、失眠、便秘、心绞痛。

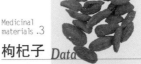

Medicinal materials .2

干桂花 Data

★ 别名
月桂、木犀。

◆ 性味
性温，味辛。

▲ 功效
散寒破结、化痰止咳、清热止痛。

● 主治
牙痛、咳喘痰多、经闭腹痛。

Medicinal materials .3

枸杞子 Data

★ 别名
枸杞、苟起子、枸杞红实。

◆ 性味
性平，味甘。

▲ 功效
养肝润肺、滋补肝肾、益精明目、强身健体。

● 主治
虚劳精亏、腰膝酸痛、眩晕耳鸣、贫血。

Medicinal materials .4

蜂蜜 Data

★ 别名
岩蜜、石蜜、石饴。

◆ 性味
性平，味甘。

▲ 功效
保护肝脏、补充体力、消除疲劳、抑菌杀菌。

● 主治
便秘、皮肤暗黄、失眠、贫血、神经系统疾病。

容颜不老方

RongYanBuLaoFang

容颜不老 | 消除皱纹 *Point*

主要材料

Medicinal materials .1

沉香 *Data*

A
生姜···50克
大枣···25克
茴香···20克
沉香···5克
丁香···5克

B
盐···3克
甘草···3克

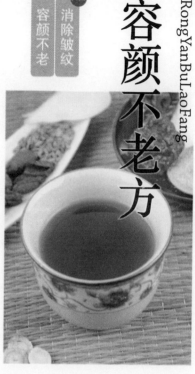

做法用法

1. 将生姜、大枣、沉香、丁香、茴香、盐、甘草捣成粗末，放入锅中。
2. 用沸水冲泡5分钟后去渣取汁，即可饮用。
3. 每日1剂，不拘时，代茶饮。

☕ 茶疗功效

本茶具有消除皱纹、延缓衰老的功效。茶中的大枣具有补中益气、养血安神、缓和药性的功效；沉香具有暖肾纳气的功效；丁香具有降气温中的功效；茴香具有开胃进食、理气散寒、有助阳道的功效。

红枣菊花茶

HongZaoJuHuaCha

驻颜美容 | 红润肤色 *Point*

主要材料

Medicinal materials .1

红枣 *Data*

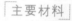

A
红枣···50克
菊花···15克

B
生姜···6克
红糖···适量

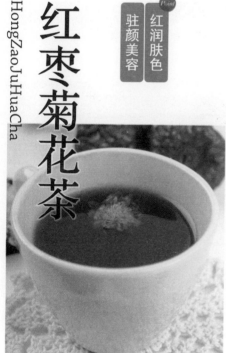

做法用法

1. 将红枣、菊花、生姜一同放入锅内，用水煎煮后，去渣取汁。
2. 药茶温热时放入红糖，即可饮用。
3. 每日1剂，不拘时，代茶饮。

☕ 茶疗功效

本茶中具有健脾补血的作用，红枣具有红润肤色、驻颜美容的功效；菊花具有散风清热、平肝明目的功效；姜具有开胃止呕、化痰止咳的功效；红糖具有润心肺、和脾胃、缓肝气的良好功效。

XiHongShiMeiGuiYin

西红柿玫瑰饮

美白肌肤 | 减退色素 | *Point*

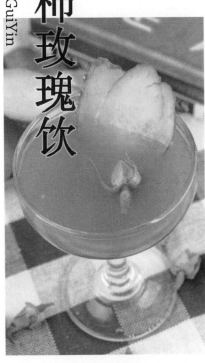

☕ 茶疗功效

本茶具有减退色素、美白肌肤的功效。茶中的西红柿具有生津止渴、健胃消食的功效；玫瑰花具有利气、消瘀止痛的功效；柠檬汁具有化痰止咳的功效。

✚ 健康叮咛

本茶一般人群均可饮用，尤其适宜女性饮用，可促进皮肤代谢，使色素减退，从而使肌肤更加细腻白嫩。

主要材料

A
玫瑰花···5克
西红柿···1个
黄瓜···1根

B
柠檬汁···适量
蜂蜜···适量

做法用法

1. 将西红柿去皮；将黄瓜洗净备用。
2. 将西红柿、黄瓜、玫瑰花放入杯中，用热水冲泡后，去渣取汁，加入柠檬汁、蜂蜜即可。
3. 每日1剂，不拘时，代茶饮。

Medicinal materials .1

西红柿 *Data*

别名／小金瓜。
性味／性微寒，味甘。
功效／生津止渴。
主治／食欲不振。

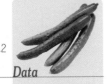

Medicinal materials .2

黄瓜 *Data*

★ 别名
胡瓜、青瓜。

◆ 性味
性凉，味甘。

▲ 功效
清热利水、解毒消肿、生津止渴、通便润肠。

● 主治
身热烦渴、咽喉肿痛、风热眼疾、湿热黄疸。

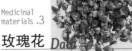

Medicinal materials .3

玫瑰花 *Data*

★ 别名
徘徊花、刺客、穿心玫瑰。

◆ 性味
性温，味甘、微苦。

▲ 功效
行气解郁、补血活血、止血调经。

● 主治
肝胃气痛、新久风痹、吐血咯血、月经不调。

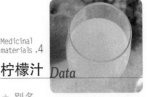

Medicinal materials .4

柠檬汁 *Data*

★ 别名
柠果汁。

◆ 性味
性平，味甘、酸。

▲ 功效
化痰止咳、生津健脾、延缓衰老。

● 主治
支气管炎、百日咳、中暑烦渴、食欲不振。

二香养颜茶

ErXiangYangYanCha

减少皱纹
美白肌肤

主要材料

Medicinal materials .1

丁香　*Data*

生姜···50克
丁香···25克
沉香···25克
红茶···25克

甘草···15克
盐···2克

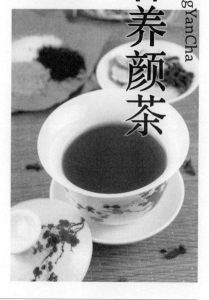

做法用法

1. 将丁香、沉香、生姜、红茶、盐、甘草捣成粗末，用开水冲泡10分钟。
2. 用茶漏滤取药汁液，即可饮用。
3. 每日1剂，不拘时，代茶饮。

茶疗功效

本茶中的丁香具有减少皱纹、美白肌肤的良好功效；沉香具有减少皱纹、美白肌肤的功效；生姜具有开胃止呕、化痰止咳、发汗解表的功效；红茶具有利尿、消炎杀菌、提神消疲的良好功效。

美肤蔬果茶

MeiFuShuGuoCha

Point
减轻皱纹
丰肌泽肤

主要材料

Medicinal materials .1

芹菜　*Data*

葡萄···5颗
花椰菜···2朵
芹菜···1根
西红柿···1个

牛奶···适量
蜂蜜···适量

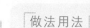

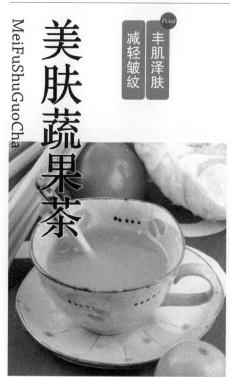

做法用法

1. 将芹菜、花椰菜、西红柿、柚子、橘子同榨汁，葡萄单独榨汁备用。
2. 将葡萄汁与蔬果汁混合在一起，搅拌均匀后，加入牛奶和蜂蜜，即可饮用。
3. 每日1剂，不拘时，代茶饮。

茶疗功效

本茶中的芹菜具有丰肌泽肤、减轻皱纹的功效；花椰菜具有健脾养胃的良好功效；西红柿具有生津止渴的功效；葡萄具有丰肌泽肤、减轻皱纹的功效；柚子具有止咳平喘、健脾、消食的功效；橘子具有开胃理气、止渴润肺的功效。

HuTaoNiuRuCha

胡桃牛乳茶

祛斑生发 | 养血润肤 *Point*

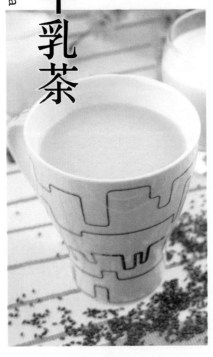

☕ **茶疗功效**

本茶中的胡桃仁具有祛斑生发的功效；牛奶具有养血润肤、益肺胃、生津润肠的功效；豆浆具有补虚、清热的功效；黑芝麻具有补血明目的功效。

🤲 **健康叮咛**

本茶适宜患有黄褐斑、脱发等症者饮用，且尤其适宜女性饮用。

| 主要材料 |

A
牛奶···160克
豆浆···100克
胡桃仁···20克

B
黑芝麻···10克
蜂蜜···适量

| 做法用法 |

1. 将胡桃仁、黑芝麻研磨成粗末，备用。
2. 将牛奶和豆浆混匀，倒入粗末后，加入蜂蜜，即可饮用。
3. 每日1剂，不拘时，代茶饮。

Medicinal materials .1
胡桃仁 *Data*

别名／核桃仁、胡桃肉。
性味／性温，味甘。
功效／润肠通便。
主治／腰膝酸软、阳痿遗精、虚寒喘嗽。

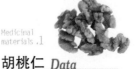

Medicinal materials .2
牛奶 *Data*

★ 别名
牛乳。

◆ 性味
性平，味甘。

▲ 功效
补虚损、益肺胃、生津润肠、强身健体。

● 主治
久病体虚、气血不足、营养不良、噎膈反胃、便秘。

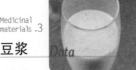

Medicinal materials .3
豆浆 *Data*

★ 别名
豆浆。

◆ 性味
性平，味甘。

▲ 功效
补虚、清热、化痰、通淋、和胃健脾。

● 主治
身体虚弱、营养不良、肺痿肺痛、口干咽痛。

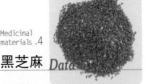

Medicinal materials .4
黑芝麻 *Data*

★ 别名
胡麻、白麻、芝麻。

◆ 性味
性温，味苦。

▲ 功效
补血明目、祛风润肠、生津通乳、益肝养发。

● 主治
身体虚弱、头晕耳鸣、高血压、高血脂、咳嗽。

薏仁茶

YiRenCha

Point
淡化黑斑
美白肌肤

☕ **茶疗功效**

本茶中的薏仁具有淡化黑斑、美白肌肤的功效；洞庭碧螺春具有止渴生津、祛风解表、延年益寿的良好功效。

✚ **健康叮咛**

本茶适宜患有黑斑、雀斑、皮肤暗黄者饮用，且尤其适宜女性饮用。

主要材料	做法用法

A
薏仁···5克
洞庭碧螺春···5克

B
枸杞子···3克
蜂蜜···适量

1. 将薏仁、洞庭碧螺春、枸杞子放入锅中，用水煎煮。
2. 用茶漏滤取药汁液，温热时放入蜂蜜，即可饮用。
3. 每日1剂，不拘时，代茶饮。

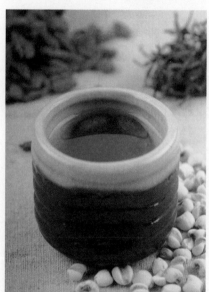

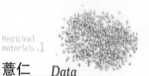

Medicinal materials .1

薏仁 *Data*

别名/薏苡仁、苡米。

性味/性凉，味甘、淡。

功效/健脾渗湿。

主治/水肿、脚气、小便不利。

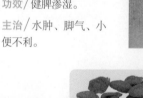

Medicinal materials .2

洞庭碧螺春 Data

★ 别名
碧螺春。

◆ 性味
性寒，味苦。

▲ 功效
止渴生津、清热消暑、解毒消食、祛风解表。

● 主治
心血管疾病、失眠、便秘、心绞痛、腹痛。

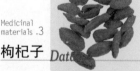

Medicinal materials .3

枸杞子 Data

★ 别名
枸杞、苟起子、枸杞红实杞。

◆ 性味
性平，味甘。

▲ 功效
养肝润肺、滋补肝肾、益精明目、强身健体。

● 主治
虚劳精亏、腰膝酸痛、眩晕耳鸣、贫血。

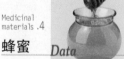

Medicinal materials .4

蜂蜜 *Data*

★ 别名
岩蜜、石蜜、石饴。

◆ 性味
性平，味甘。

▲ 功效
保护肝脏、补充体力、消除疲劳、抑菌杀菌。

● 主治
便秘、皮肤暗黄、失眠、贫血、神经系统疾病。

苦丁茶

KuDingCha

清热平肝

降脂减肥

Point

茶疗功效

本茶中的枸骨叶具有清热平肝、降脂减肥的功效；枸杞子具有养肝润肺、滋补肝肾的良好功效；甘草具有补脾益气、调和诸药的功效。

健康叮咛

本茶适宜患有高血压、头胀头痛、面红目赤、动脉粥样硬化、脂肪肝、冠心病等症者饮用。脾胃虚寒者不宜饮用。

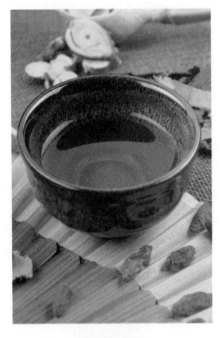

主要材料
A 枸骨叶···6克 枸杞子···5克
B 甘草···3克 蜂蜜···适量

做法用法

1. 将枸骨叶、枸杞子、甘草研成粗末。
2. 将药末放入杯中，用开水冲泡5分钟后，加入蜂蜜，即可饮用。
3. 每日1剂，不拘时，代茶饮。

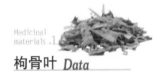

枸骨叶 Data
Medicinal materials .1

别名/苦丁。
性味/性凉，味苦。
功效/补肝益肾。
主治/肺痨咳嗽、劳伤失血、腰膝痿弱。

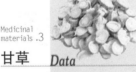

枸杞子 Data
Medicinal materials .2

★ 别名
枸杞、苟起子、枸杞红实。

◆ 性味
性平，味甘。

▲ 功效
养肝润肺、滋补肝肾、益精明目、强身健体。

● 主治
虚劳精亏、腰膝酸痛、眩晕耳鸣、贫血。

甘草 Data
Medicinal materials .3

★ 别名
粉甘草、甘草梢、甜根子。

◆ 性味
性平，味甘。

▲ 功效
补脾益气、清热解毒、祛痰止咳、缓急止痛。

● 主治
脾胃虚弱、倦怠乏力、心悸气短、咳嗽痰多。

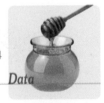

蜂蜜 Data
Medicinal materials .4

★ 别名
岩蜜、石蜜、石饴。

◆ 性味
性平，味甘。

▲ 功效
保护肝脏、补充体力、消除疲劳、抑菌杀菌。

● 主治
便秘、皮肤暗黄、失眠、贫血、神经系统疾病。

主要材料

Medicinal materials .1

绿豆 *Data*

A 绿豆···6克
大黄···5克

B 甘草···3克
蜂蜜···适量

延缓衰老　消积祛脂　*Point*

大黄绿豆饮

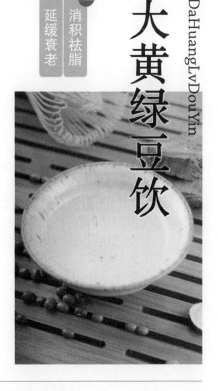

做法用法

1. 将绿豆、大黄、甘草洗净，放入锅中煎煮。
2. 用茶漏滤取药汁液后，加入蜂蜜，即可饮用。
3. 每日1剂，不拘时，代茶饮。

茶疗功效

　　本茶中的绿豆具有消积祛脂的功效；大黄具有清热泻火、逐瘀通经的功效；甘草具有补脾益气、祛痰止咳、调和诸药的功效；蜂蜜具有保护肝脏、补充体力、延缓衰老的功效。

山楂荷叶茶

降压减肥　消脂化滞　*Point*

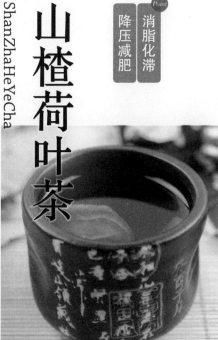

主要材料

Medicinal materials .1

山楂 *Data*

A 山楂···15克
荷叶···12克

B 绿茶···5克
蜂蜜···适量

做法用法

1. 将山楂、绿茶、荷叶放入锅中煎煮。
2. 用茶漏滤取药汁液后，加入蜂蜜，即可饮用。
3. 每日1剂，不拘时，代茶饮。

茶疗功效

　　本茶中的山楂具有消脂化滞、降压减肥、活血散瘀、化痰行气的功效；绿茶具有止渴生津、清热消暑、解毒消食、通便治痢、祛风解表、延年益寿的良好功效；荷叶具有消暑利湿、健脾升阳、散瘀止血的功效。

NiuBangCha

牛蒡茶

排补平衡

降脂通便

Point

☕ 茶疗功效

本茶中的牛蒡子具有降脂通便、排补平衡的良好功效；枸杞子具有养肝润肺、滋补肝肾、益精明目的良好功效。

♥ 健康叮咛

本茶适宜患有便秘、糖尿病、高血脂、高血压、类风湿、肥胖、高胆固醇等症者饮用。

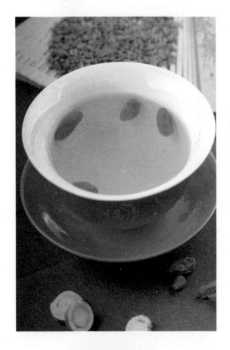

主要材料

A
牛蒡子···8片
枸杞子···5克

B
甘草···3克
蜂蜜···适量

做法用法

1. 将牛蒡子、枸杞子、甘草研成粗末。
2. 将药末放入杯中，用热水冲泡5分钟，即可饮用。
3. 每日1剂，不拘时，代茶饮。

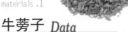

牛蒡子 *Data*

别名/恶实、鼠粘子。

性味/性寒，味苦。

功效/疏散风热。

主治/风热咳嗽、咽喉肿痛、斑疹不透。

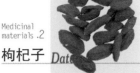

Medicinal materials .2

枸杞子 *Data*

★ 别名
枸杞、苟起子、枸杞红实。

◆ 性味
性平，味甘。

▲ 功效
养肝润肺、滋补肝肾、益精明目、强身健体。

● 主治
虚劳精亏、腰膝酸痛、眩晕耳鸣、贫血。

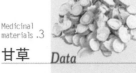

Medicinal materials .3

甘草 *Data*

★ 别名
粉甘草、甘草梢、甜根子。

◆ 性味
性平，味甘。

▲ 功效
补脾益气、清热解毒、祛痰止咳、缓急止痛。

● 主治
脾胃虚弱、倦怠乏力、心悸气短、咳嗽痰多。

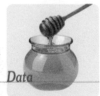

Medicinal materials .4

蜂蜜 *Data*

★ 别名
岩蜜、石蜜、石饴。

◆ 性味
性平，味甘。

▲ 功效
保护肝脏、补充体力、消除疲劳、抑菌杀菌。

● 主治
便秘、皮肤暗黄、失眠、贫血、神经系统疾病。

清宫减脂茶

治肥胖症 **降脂通脉** *Point*

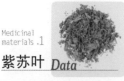

Medicinal materials .1
紫苏叶 *Data*

A
六安瓜片···5克
荷叶···5克
紫苏叶···5克
山楂···5克

B
乌龙茶···3克
蜂蜜···适量

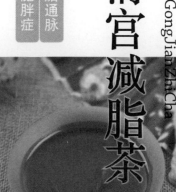

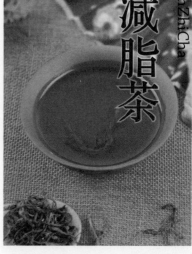

[做法用法]

1. 将六安瓜片、荷叶、紫苏叶、山楂研成粗末。
2. 将药末、乌龙茶放入杯中，用开水冲泡5分钟后，加入蜂蜜，即可饮用。
3. 每日1剂，不拘时，代茶饮。

☕ 茶疗功效

本茶中的六安瓜片具有降脂通脉的功效；乌龙茶具有缓解肥胖症的良好功效；荷叶具有散瘀止血的功效；紫苏叶具有行气宽中、和胃止呕的功效；山楂具有开胃消食、化滞消积、化痰行气的功效。

减肥茶

JianFeiCha

防冠心病 **降脂减肥** *Point*

[主要材料]

Medicinal materials .1
荷叶 *Data*

A
绿茶···5克
山楂···5克
荷叶···5克

B
枸杞子···3克
蜂蜜···适量

[做法用法]

1. 将山楂、荷叶、枸杞子洗净，放入锅中用水煎煮。
2. 用茶漏滤取药汁液冲泡绿茶后，加入蜂蜜，即可饮用。
3. 每日1剂，不拘时，代茶饮。

☕ 茶疗功效

本茶中的绿茶具有解毒消食、通便治痢、祛风解表、延年益寿的良好功效；山楂具有开胃消食、化滞消积、活血散瘀、化痰行气的功效；荷叶具有消暑利湿、健脾升阳、散瘀止血的功效；枸杞具有养肝润肺、滋补肝肾、益精明目的良好功效。

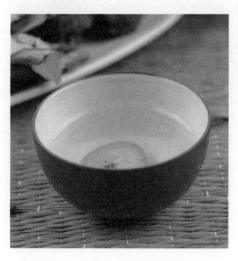

JiangZhiJianFeiCha

降脂减肥茶

降脂减肥 利湿活血 *Point*

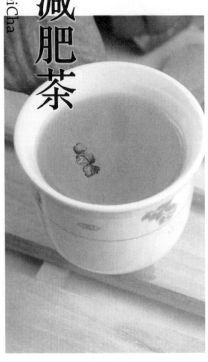

☕ 茶疗功效

此茶中的何首乌具有降脂减肥的功效；泽泻具有利湿活血的功效；丹参具有活血调经、凉血消痛、养血安神的功效。

💗 健康叮咛

本茶适宜女性、老年人、青少年饮用，尤其适宜患有高血脂、高血压、体型肥胖者饮用。

主要材料

A
何首乌···10克
丹参···10克
泽泻···5克

B
绿茶···3克
蜂蜜···适量

做法用法

1. 将何首乌、泽泻、丹参研成粗末。
2. 将药末、绿茶放入杯中，用沸水冲泡20分钟后，加入蜂蜜，即可饮用。
3. 每日1剂，不拘时，代茶饮。

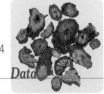

Medicinal materials .1
绿茶 *Data*

别名/西湖龙井、庐山云雾。

性味/性寒，味苦。

功效/止渴生津。

主治/心血管疾病、失眠、便秘。

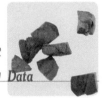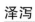

Medicinal materials .2
何首乌 *Data*

★ 别名
多花蓼、紫乌藤、野苗。

◆ 性味
性微温，味苦、甘、涩。

▲ 功效
清热解毒、调节血脂、通肠润便。

● 主治
皮肤肿毒、风疹瘙痒、肠燥便秘、高血脂。

Medicinal materials .3
泽泻 *Data*

★ 别名
水泻、芒芋、鹄泻。

◆ 性味
性寒，味甘、淡。

▲ 功效
利水渗湿、泄热通淋、调节血脂、补血活血。

● 主治
小便不利、热淋涩痛、水肿胀满、痰饮眩晕。

Medicinal materials .4
丹参 *Data*

★ 别名
赤参、紫丹参、红根。

◆ 性味
性微寒，味苦。

▲ 功效
活血调经、祛瘀止痛、凉血消痈、清心除烦。

● 主治
月经不调、经闭痛经、胸腹刺痛、热痹疼痛。

ShuangHuaShanZhaCha

双花山楂茶

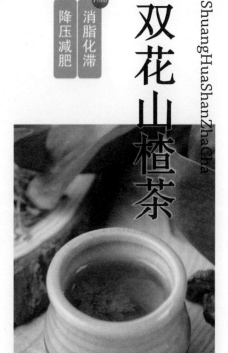

Point 消脂化滞　降压减肥

☕ 茶疗功效

此茶中的山楂具有消脂化滞、降压减肥、活血散瘀、化痰行气的功效；菊花具有散风清热、平肝明目的功效；金银花具有清热解毒、温病发热、热毒血痢的功效。

健康叮咛

本茶适宜患有肥胖、高血压、高血脂等症者饮用。

主要材料	做法用法
山楂···6克 A 菊花···6克 金银花···6克 蜂蜜···适量 B 枸杞子···适量	1. 将山楂、菊花、金银花、枸杞子洗净放入锅中煎煮。 2. 用茶漏滤取药汁液后，加入蜂蜜，即可饮用。 3. 每日1剂，不拘时，代茶饮。

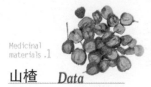

Medicinal materials .1

山楂 *Data*

别名/山里果。

性味/性微温，味酸、甘。

功效/开胃消食。

主治/肉食滞积、腹胀痞满。

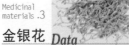

Medicinal materials .2

菊花 *Data*

★ 别名
黄花、九花、女华。

◆ 性味
性微寒，味辛、甘、苦。

▲ 功效
散风清热、平肝明目、止咳化痰、调节血脂。

● 主治
风热感冒、头痛眩晕、眼睛肿痛、眼目昏花。

Medicinal materials .3

金银花 *Data*

★ 别名
忍冬、忍冬花、金花。

◆ 性味
性寒，味甘。

▲ 功效
清热解毒、温病发热、热毒血痢、抗菌。

● 主治
暑热症、泻痢、流感、急慢性扁桃体炎。

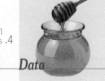

Medicinal materials .4

蜂蜜 *Data*

★ 别名
岩蜜、石蜜、石饴。

◆ 性味
性平，味甘。

▲ 功效
保护肝脏、补充体力、消除疲劳、抑菌杀菌。

● 主治
便秘、皮肤暗黄、失眠、贫血、神经系统疾病。

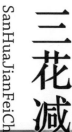

SanHuaJianFeiCha

三花减肥茶

芳香化浊

行气活血

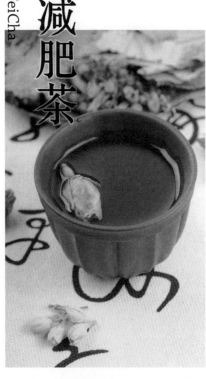

☕ 茶疗功效

本茶中的玫瑰花具有芳香化浊、行气活血的功效；茉莉花具有理气和中、开郁辟秽的功效；玳玳花具有疏肝和胃、理气解郁的功效；川芎具有祛风活血的良好功效。

💟 健康叮咛

本茶适宜患有肥胖、高血压、高血脂、失眠、烦躁等症者饮用。

主要材料

A
川芎…6克
玫瑰花…5克
茉莉花…5克
玳玳花…5克

B
荷叶…2克
蜂蜜…适量

做法用法

1. 将玫瑰花、茉莉花、玳玳花、川芎、荷叶研成粗末。
2. 将药末放入瓶中，用沸水冲泡10分钟后，加入蜂蜜，即可饮用。
3. 每日1剂，不拘时，代茶饮。

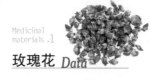

Medicinal materials .1
玫瑰花 Data

别名/徘徊花。

性味/性温，味甘、微苦。

功效/利气行血。

主治/肝胃气痛、吐血咯血。

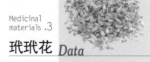

Medicinal materials .2
茉莉花 Data

★ 别名
茉莉、香魂。

◆ 性味
性平，味甘、凉。

▲ 功效
理气和中、开郁辟秽、抗菌消炎。

● 主治
下痢腹痛、眼睛肿痛、皮肤肿毒、结膜炎。

Medicinal materials .3
玳玳花 Data

★ 别名
枳壳花、玳玳花、酸橙花。

◆ 性味
性平，味甘、微苦。

▲ 功效
疏肝和胃、理气解郁。

● 主治
胸中痞闷、脘腹胀痛、呕吐少食、肥胖症。

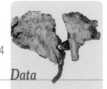

Medicinal materials .4
川芎 Data

★ 别名
山鞠穷、芎䓖、香果。

◆ 性味
性温，味辛。

▲ 功效
适宜行气、祛风止痛、解郁通达。

● 主治
月经不调、经闭痛经、产后瘀滞腥痛、胸胁疼痛。

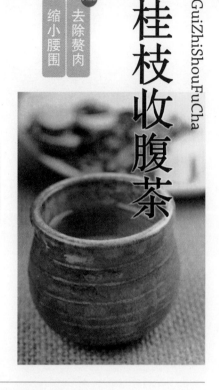

桂枝收腹茶

GuiZhiShouFuCha

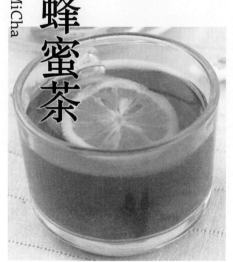

玫瑰蜂蜜茶

MeiGuiFengMiCha

减肥塑身

Point
去除赘肉
缩小腰围

主要材料

Medicinal
materials .1

桂枝

Data

A 茯苓···10克
桂枝···6克

B 甘草···3克
蜂蜜···适量

做法用法

1. 将茯苓、桂枝、甘草洗净放入锅中，用水煎煮。
2. 用茶漏滤取药汁液后，加入蜂蜜，即可饮用。
3. 每日1剂，不拘时，代茶饮。

☕ 茶疗功效

　　本茶具有去除赘肉、缩小腰围的功效。茶中的茯苓具有渗湿利水的功效；桂枝具有发汗解肌、温经通脉的良好功效；甘草具有补脾益气、清热解毒、祛痰止咳、缓急止痛、调和诸药的功效。

Point
减肥消脂
促进代谢

主要材料

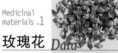

Medicinal
materials .1

玫瑰花 *Data*

A 玫瑰花···5朵
柠檬片···1片

B 红茶···2克
蜂蜜···适量

做法用法

1. 将水倒入锅中煮沸后，放入红茶，冲泡5分钟。
2. 再将玫瑰花放入红茶中，闷泡2分钟后，加入柠檬片、蜂蜜，即可饮用。
3. 每日1剂，不拘时，代茶饮。

☕ 茶疗功效

　　本茶中的玫瑰花具有促进代谢、减肥消脂的功效；柠檬片具有化痰止咳、生津健脾的功效；红茶具有利尿、消炎杀菌、提神消疲的良好功效；蜂蜜具有保护肝脏、补充体力的功效。

首乌降脂茶

ShouWuJiangZhiCha

活血祛瘀　降脂通脉

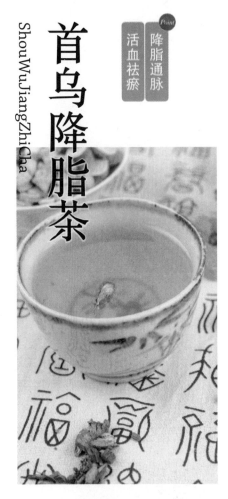

☕ 茶疗功效

本茶中的丹参具有活血祛瘀的功效；何首乌具有降脂通脉的功效；葛根具有解表退热的功效；寄生具有补益肝肾的功效；黄精具有滋肾润肺的功效；甘草具有调和诸药的功效。

♥ 健康叮咛

本茶适宜女性饮用，也适宜患有高血压、高血脂、动脉硬化、心脑血管等疾病者饮用。

主要材料

丹参···20克
首乌···10克
葛根···10克
寄生···10克

蜂蜜···6克
甘草···6克

做法用法

1. 丹参、首乌、葛根、寄生、黄精、甘草研成粗末。
2. 将药末放入瓶中，用热水冲泡20分钟后，加入蜂蜜，即可饮用。
3. 每日1剂，不拘时，代茶饮。

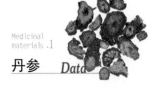

丹参 Data
Medicinal materials .1

别名/赤参、紫丹参。
性味/性微寒，味苦。
功效/活血调经。
主治/月经不调、经闭痛经。

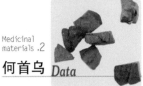

何首乌 Data
Medicinal materials .2

★ 别名
多花蓼、紫乌藤、野苗。

◆ 性味
性微温，味苦、甘、涩。

▲ 功效
清热解毒、调节血脂、通肠润便。

● 主治
皮肤肿毒、风疹瘙痒、肠燥便秘、高血脂。

葛根 Data
Medicinal materials .3

★ 别名
野葛。

◆ 性味
性凉，味甘、辛。

▲ 功效
解表退热、生津、透疹、升阳止泻。

● 主治
外感发热头痛、高血压、颈项强痛、口渴。

寄生 Data
Medicinal materials .4

★ 别名
冬青、北寄生、柳寄生。

◆ 性味
性平，味甘、苦。

▲ 功效
补肝益肾、强身筋骨、祛风除湿。

● 主治
腰膝酸痛、胎动不安、胎漏下血、风湿。

山楂益母茶

ShanZhaYiMuCha

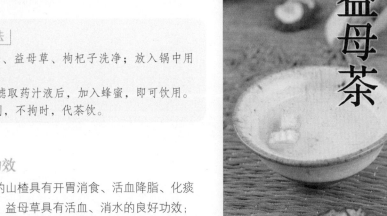

活血降脂　清热化痰 *Point*

减肥塑身

[主要材料]

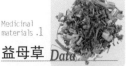

Medicinal materials .1
益母草 *Data*

A 山楂···30克
　益母草···10克
B 枸杞子···2克
　蜂蜜···适量

[做法用法]

1. 将山楂、益母草、枸杞子洗净；放入锅中用水煎煮。
2. 用茶漏滤取药汁液后，加入蜂蜜，即可饮用。
3. 每日1剂，不拘时，代茶饮。

☕ 茶疗功效

　　本茶中的山楂具有开胃消食、活血降脂、化痰行气的功效；益母草具有活血、消水的良好功效；洞庭碧螺春具有止渴生津、解毒消食、通便治痢、祛风解表、延年益寿的良好功效。

将军肚茶

JiangJunDuCha

轻身健步　益气消脂 *Point*

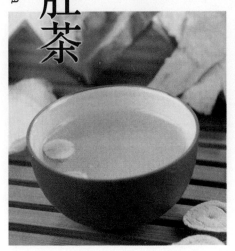

[主要材料]

Medicinal materials .1
黄芪 *Data*

A 山楂···15克
　黄芪···15克
　大黄···5克

B 生姜···3片
　甘草···3克
　蜂蜜···2克

[做法用法]

1. 将山楂、黄芪、大黄、生姜、甘草放入锅中用水煎煮。
2. 用茶漏滤取药汁液后，加入蜂蜜，即可饮用。
3. 每日1剂，不拘时，代茶饮。

☕ 茶疗功效

　　本茶中的山楂具有益气消脂、轻身健步的功效；黄芪具有益气固表、托疮生肌、利水消肿的功效；大黄具有泻下攻积、清热泻火的功效。

降压益寿 消脂减肥 *Point*

乌龙消脂益寿茶

WuLongXiaoZhiYiShouCha

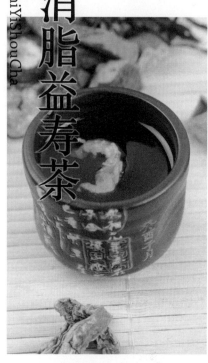

☕ 茶疗功效

本茶中的乌龙茶具有消脂减肥、降压益寿的良好功效；槐角具有清热泻火、凉血止血的良好功效；何首乌具有润肠通便的功效；冬瓜皮具有清热利水、消肿的功效。

💗 健康叮咛

本茶适宜女性饮用，也适宜患有高血压、高血脂、动脉硬化、肥胖等症者饮用。

主要材料

A
何首乌···30克
槐角···18克
冬瓜皮···18克
乌龙茶···6克

B 山楂···5克

做法用法

1. 将槐角、何首乌、冬瓜皮、山楂研成粗末，用热水冲泡15分钟。
2. 再放入乌龙茶，继续盖闷10分钟即可。
3. 每日1剂，不拘时，代茶饮。

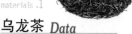

Medicinal materials .1

乌龙茶 *Data*

别名/青茶、美容茶。

性味/性寒，味苦、凉。

功效/提神益思。

主治/高血脂、高血压。

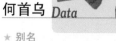

Medicinal materials .2

槐角 *Data*

★ 别名
槐实、槐子、槐豆。

◆ 性味
寒，味苦。

▲ 功效
清热泻火、凉血止血、除烦祛燥。

● 主治
痔肿出血、肝热头痛。

Medicinal materials .3

何首乌 *Data*

★ 别名
多花蓼、野苗、交茎。

◆ 性味
性微温，味苦、甘、涩。

▲ 功效
清热解毒、调节血脂、通肠润便。

● 主治
肠热便血、痔肿出血、肝热头痛、眼睛肿痛。

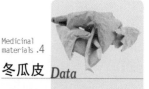

Medicinal materials .4

冬瓜皮 *Data*

★ 别名
白瓜皮、白东瓜皮。

◆ 性味
性微寒，味甘。

▲ 功效
清热利水、消肿祛湿、解毒消脂。

● 主治
肿胀、消热毒、利小便。

柠檬苦瓜茶

NingMengKuGuaCha

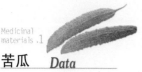

Point 清热解毒 利湿降脂

☕ 茶疗功效

本茶中的苦瓜具有清热消暑、养血益气、利湿降脂、滋肝明目的功效；荷叶具有消暑利湿、健脾升阳、散瘀止血的功效；柠檬草具有健胃利尿、助消化的功效。

🤲 健康叮咛

本茶适宜患有高血压、高血脂、肥胖等症者饮用。但孕妇不宜饮用。

主要材料	做法用法
A 苦瓜···30克 柠檬草···6克	1. 将苦瓜用热水煮沸。 2. 再加入荷叶、柠檬草冲泡10分钟后，加入蜂蜜，即可饮用。
B 荷叶···6克 蜂蜜···适量	3. 每日1剂，不拘时，代茶饮。

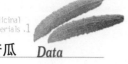

Medicinal materials .1

苦瓜 *Data*

别名/凉瓜。

性味/性寒，味苦。

功效/清热消毒。

主治/痢疾、疮肿、中暑发热。

Medicinal materials .2

荷叶 *Data*

★ 别名
荷叶、莲叶、干荷叶。

◆ 性味
性凉，味苦、辛、微涩。

▲ 功效
消暑利湿、健脾升阳、散瘀止血、调节血脂。

● 主治
暑热烦渴、头痛眩晕、水肿、食少腹胀。

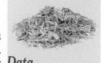

Medicinal materials .3

柠檬草 *Data*

★ 别名
香茅。

◆ 性味
性凉，味苦、涩、甘。

▲ 功效
健胃利尿、帮助消化。

● 主治
急性胃肠炎、慢性腹泻。

Medicinal materials .4

蜂蜜 *Data*

★ 别名
岩蜜、石蜜、石饴。

◆ 性味
性平，味甘。

▲ 功效
保护肝脏、补充体力、消除疲劳、抑菌杀菌。

● 主治
便秘、皮肤暗黄、失眠、贫血、神经系统疾病。

美容养颜药茶药材推荐

莲子
LianZi

清心祛斑、
补脾止泻、
补中养神。

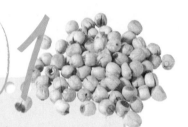

别名

莲实、莲米、莲肉。

性味

性平, 味涩。

主治

心烦失眠、脾虚久泻、大便溏泄、腰
疼、男子遗精、白带过多。

食用禁忌

大便燥结者不宜食用。

肉苁蓉
RouCongRong

补肾益精、
润肠通便。

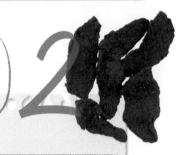

别名

大芸、寸芸、苁蓉、地精。

性味

性温, 味甘、咸。

主治

阳痿、不孕, 腰膝酸软、筋骨无力、
肠燥便秘。

食用禁忌

阴虚火旺及大便泄泻者不宜食用。

玫瑰花
MeiGuiHua

利气行血、
美容养颜。

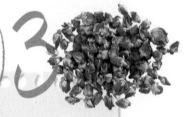

别名

徘徊花、刺客。

性味

性温, 味甘、微苦。

主治

肝胃气痛、吐血咯血、月经不调、白
带过多、乳房肿胀、表皮肿毒。

食用禁忌

孕妇及阴虚火旺者不宜食用。

当归
DangGui

延年益寿、
美容养颜。

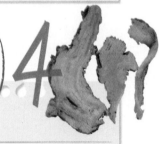

别名

秦归、云归、西当归。

性味

性温, 味甘、辛。

主治

眩晕心悸、月经不调、经闭痛经、虚
寒腹痛、肠燥便秘、跌扑损伤、表皮
肿毒。

食用禁忌

湿盛中满及大便溏泄者不宜食用。

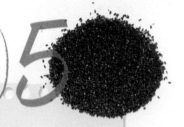

芝麻 ZhiMa

5

补血明目、益肝养发、延缓衰老。

别名

胡麻、白麻、黑芝麻。

性味

性温,味苦。

主治

身体虚弱、头晕耳鸣、高血压、高血脂、咳嗽、头发早白、贫血萎黄、大便燥结、尿血。

食用禁忌

慢性肠炎、便溏腹泻者不宜食用。

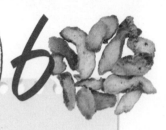

玉竹 YuZhu

6

滋阴润肺、养胃生津。

别名

葳、地管子、尾参。

性味

性平,味甘。

主治

燥咳、劳嗽、内热尿多、阴虚外感、头昏眩晕、筋脉挛痛。

食用禁忌

痰湿气滞及脾虚便溏者不宜食用。

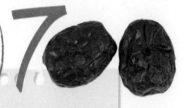

红枣 HongZao

7

补中益气、养血安神。

别名

枣白蒲枣、别大枣、刺枣。

性味

性温,味甘。

主治

女性躁郁症、哭泣不安、心神不宁、增强免疫力、脾胃虚弱、腹泻。

食用禁忌

糖尿病患者不宜食用。

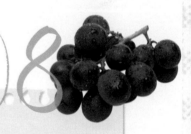

葡萄 PuTao

8

补血益肝、补益气血。

别名

提子、蒲桃、草龙珠。

性味

性平、味甘、酸。

主治

气血虚弱、肺虚咳嗽、心悸盗汗、风湿痹痛、浮肿。

食用禁忌

糖尿病患者、便秘者、脾胃虚寒者不宜食用。